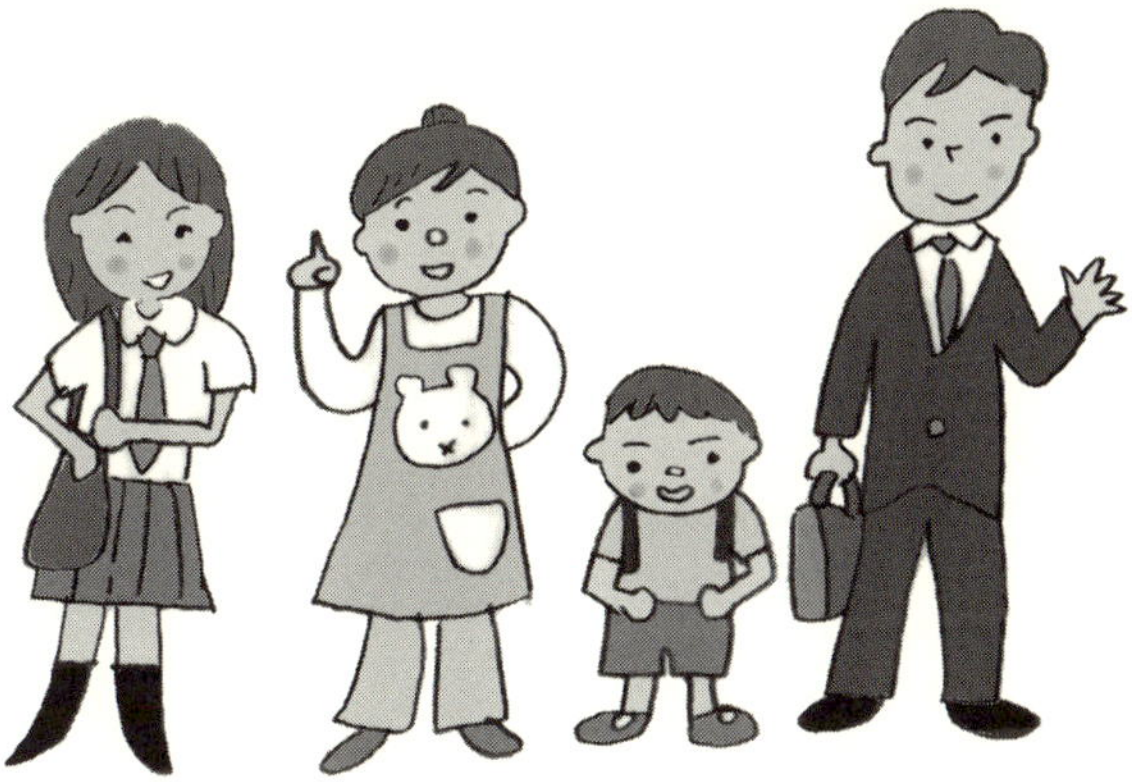

発達障害サポート入門

幼児から社会人まで

古荘純一

教文館

はじめに

　私は、小児科医で主に神経、精神疾患の子どもを専門に診療を行ってきました。最近の傾向として発達障害の相談が増えてきています。どうしてこの十年ほどで急増してきたのか、疑問に思っています。

　一般の人々の間でも「発達障害」という言葉をよく耳にするようになりました。「何度言っても同じ失敗をする」「当たり前のことがわからない、できない」「その場の空気が読めない」……。こうした「一般の人との感覚のずれ」に焦点を当て、その人の年齢とともに変化する生活環境に合わせた対応方法について多くの情報が提供されるようになりました。

　大きな書店では、特設のコーナーが設けられ多くの書籍が並んでいますし、インターネットで検索すると数百万件以上のサイトがヒットします。これだけ情報量が多いと、どれが自分にとって必要なものか、わからなくなりそうです。こうした多くの情報が、「発達障害の症状」のみに着目し、養育環境の問題で「発達障害のように見える人」もふくめて、発達障害としているように見受けられます。そのため、「発達障害がなぜ起こるのか」「いつ頃から発達障害と呼ぶのか」について多くの誤解が生じ、正しい理解が共有できなくなっている状況を、単なる発達障害の増加ととらえているのではないでしょうか。

医学や福祉の分野では、発達障害をはじめ障害のある人を「当事者」、そうでない一般の人を「非当事者」と呼ぶことがあります。

当事者は「生来的な脳機能のアンバランス」を抱えていることが根本にあり、非当事者の言動を理解することや、非当事者との違いをうまく認識することが難しい状態にあります。当事者は、つねに非当事者と異なる体験をしていると言えるのです。

発達障害の当事者は、相手が自分と同じ状況であることを前提にしてコミュニケーションをとろうとします。その結果、非当事者には当事者のとった行動や反応が、奇妙なものに見えてしまったり、理解できないと思われたりする、ということが起こります。当事者から見ると、同じ受け止め方をしない、できないという点で、家族でさえも「非当事者」になってしまうのです。

発達障害の人がどのような体験をしているのかは、本人でなければわかりません。たとえ親や医師など支援する人であっても、発達障害のある人の体験そのものを理解するのは難しいことです。関連して起こる症状も、家庭や学校などの生活環境もさまざまで、性格は個性とほぼ等しいもの（性格≒個性）だからです。

ひと口に「発達障害」と言っても、それぞれの体験は異なります。ですから、当事者がどんなことに困難を感じ、周囲の人がどのような心配を抱えているかということも多様です。

そこで本書では、医学的研究や私の診察結果をふまえて、当事者がどのような体験をしているのか、その背景をどのように医師は解釈するのかということを、発達年代別にお話しします。障害のある人も一般の人もみんなが共生できる社会を築けるように、発達障害の人へはどのような配慮が必要であるのかということを、さまざまな事例を通してお伝えしたいと思います。

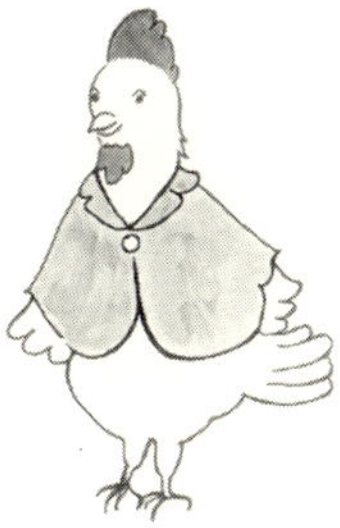

● 目次 ●

第4章 年代別支援実例集 111

第5章 発達障害と学校 135

挿画　しろみどり
装丁　吉林　優

第1章

発達障害を理解する

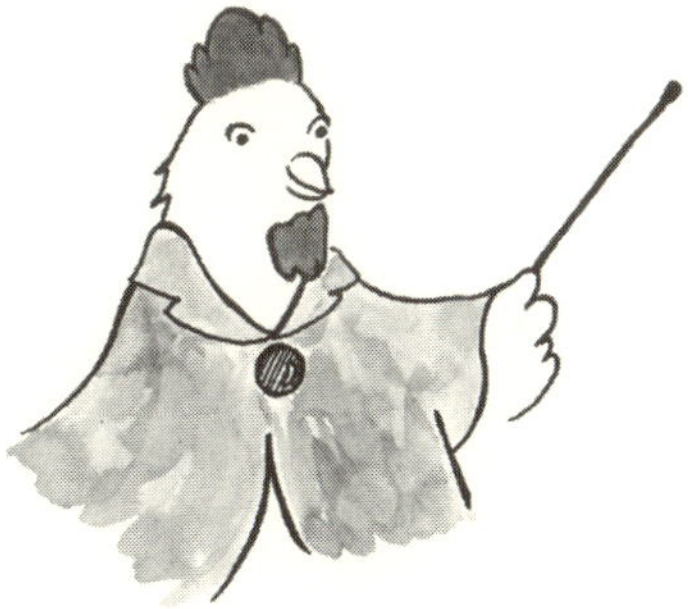

session 1

医学分野において「発達障害」とされる主なものとして、知的障害を除く次の4つのタイプが挙げられます。

自閉スペクトラム症（ASD）
注意欠陥多動性障害（ADHD）
学習障害（LD）
発達性協調運動障害（DCD）

これらの症状についての説明に入る前に、医師がどのように診察に来た人を診断しているのかというところから、お話しましょう。

1　判断するのが難しい心の症状

◆診断基準とは、非当事者である専門家の見立てのまとめ

医師が患者さんを診察する際、見立てが大きく異なることのないように、それぞれの専門の医師が中心となって作成した診断の拠り所、「診断基準」というものがあります。「高血

圧」や「がんの進行度分類」など身体の疾患については、計測値、血液検査の数値、ＭＲＩや超音波診断装置（エコー）などの画像所見をもとに、かなり正確な基準が作成されてきました。ところが、精神科の医師が扱う疾患においては、検査や画像といった目に見えるものを中心に診断することは難しいと言えます。

精神科の疾患は、診療に来た人が訴える臨床症状を中心にして診断せざるをえないため、「何項目中いくつ以上を満たす（当てはまるか）」といった基準を設けることによって、医師間による診断の差異を小さくして、信頼性を高める方法が提案されました。具体的に、その病気が引き起こす特徴的な複数の症状、たとえばうつ病なら、気分の落ち込み、不眠、食欲低下、倦怠感などの中で、何項目が該当するかにもとづいて診断を決定する方法です。これは「アメリカ精神医学会」が導入した精神科の診断基準で、「精神疾患の診断と統計マニュアル」として世界各国で翻訳され、世界中の多くの精神科医が用いるようになったものです（詳しくは、46－47頁「コラム　診断基準について」参照）。

ところが、この「何項目中いくつ以上を満たす」という基準は、精神科医だけでなく、小児科医や内科医など精神医学以外の医療分野、さらには看護、心理、福祉、リハビリ、教育など関連領域の人々にも注目されることとなり、広く普及していきました。最近では、チェックリストの形式で多くの書籍などでも紹介されるようになり、一般の人にも診断基準という概念が普及してきました。そして、それを読んだ人が、「自分もそうではないか」「うちの子どもはそうに違いない」「会社の同僚によく当てはまる」などと考えることが起こるようになりました。

ここで注意をしなければいけないのは、チェックリストは専門家の見立てをまとめたものであるということです。同じ医療現場でもその分野を専門としない人、そして一般の人とでは、同じ見立てにはなりません。診断を受けた患者さん本人を「当事者」と呼ぶことがありますが、典型的な精神疾患の当事者は往々にして、自分自身のことを客観的にとらえることが困難です。自分では自覚していないことも少なくないからです。従って、専門以外の医師や臨床経験の少ない医師が、受診した患者さんや家族の言動をそのまま症状として受け取ると、誤診が生まれかねません。

発達障害に限定してお話すれば、日本では、

①診断できる専門家が少ないこと
②多くの人が「発達障害」という診断名だけは知っていること
③当事者はその意識がない一方で、診断を受けずそう思い込む人が多いこと

こうした事態が絡み合って、かなり混乱した状況にあると私自身は考えています。そこで次項以降でもう少し整理してお話させていただきます。

2　ヒトの感じ方は人それぞれ違うものです

◆専門家は、当事者の中に生起していることではなく、結果として見られた当事者の通常の人と異なる「言動」を分析し、「症状」としてまとめたものを用いて診断としているにすぎません

ヒトには、外界からの刺激を感知する「五感」という機能が備わっているとされてきました。五感とは「視覚・聴覚・触覚・嗅覚・味覚」の五つの感覚のことです。実際はそれ以上の種類の感覚がありますが、まずは基本となる五感について説明しましょう。ちなみに、「触覚」は、痛みや暑さ寒さを感じる感覚であることから、医学や生理学の分野では「温痛《おんつう》覚《かく》」と呼ばれています。

本人が五感のいずれかを通して感知した刺激は、脳にその情報が送られて、それがどのような刺激なのかが脳の中で分析されます。それぞれの人が、独自の分析結果をもとに、反応や行動を起こすことになります。たとえば「笑う」という行動は、口の周りや目の周りの筋肉が動き、口、舌や呼吸運動を用いて発声を行い、「笑う」のです。言葉をかえれば、ヒトの脳への入力は五感を通じ、大脳からの指令で出力できるのは運動ひとつということになるのです。

ヒトが感知した感覚がどのようなものであったか、その人が受け取った五感そのものを他者が知ることはできません。その人の運動を見て他者は判断することになります。ある音を聞いて、自分は心地よいと感じたが、他者が同じように感知したかどうかは、その人の言葉や表情で知ることになるのです。何らかの原因で体が動かなくなった人が感じている五感を推し量ることはできませんが、通常はその人にも感覚が残っているだけでなく、意思・考えもあるのです。

同じ音を聞いて心地よいと感じれば、そこに「共感」が生じます。ところが、多くの人が心地よいと感じる音であっても、ある人には耐え難いと感じる場合があります。こうした大多数と異なる特殊な状況について、医師が通常とは異なる特殊な状況と判断すると、「感覚過敏」などと診断されることがあります。

その人が頭の中で音をどのように感知して、結果的にどうしてその音を「耐え難い」と感じるのかまでは、他者である医師には踏み込んで確認できません。すなわち、「症状」として診断される事柄は、医師の診察を受けたその人の頭の中に生起していることではなく、結果として見られた「通常とは異なる言動」を分析し「症状」としてまとめたものにすぎないのです。

3　何がその人をそうさせているのでしょうか

◈当然のことながら、診断基準には当事者の視点は入っていません

本人が受け取った情報を他者に伝達する時に、５Ｗ１Ｈ「いつ（when）、どこで（where）、だれが（who）、なにを（what）、なぜ（why）、どのように（how）」という六つの要素がポイントになります。情報を伝えたい人がこの六つの要素の中で最も大切なことを整理して伝えることで、コミュニケーションがスムーズなものになります。幼い子どもはうまく情報を整理することはできませんし、発達障害の人も通常はこうしたわかりやすい伝え

方が苦手です。

ここで、発達障害と診断される症状はどのようなものかで考えてみましょう。アメリカ精神医学会が作成した「ＤＳＭ－５」という基準を日本語に訳したものでは、わかりやすく言うと「しばしばしゃべりすぎる」「しばしば外的な刺激によってすぐ気が散ってしまう」「仲間に対する興味の欠如」などのチェック項目があります。

「しばしば（often）」という頻度についての表現がありますが、それ以外の５Ｗ１Ｈについては触れられていません。年齢的にどのくらいまでなら問題なしとされるのか、また個別の状況でどこからが症状と考えられる許容範囲を越えた状態なのかは、医師個人の判断にゆだねられることになります。

「しゃべりすぎる」という点についても、５Ｗ１Ｈの状況がまったく異なるのであれば、それは症状としてとらえることができません。「誰かがけしかけたから」「普段話を聞いてもらえないので、話ができるところでは」などの前提条件がある状況であれば、それ以外のところでは「しゃべりすぎていない」ということになるのです。「気が散る」については、「外的な刺激」という条件はついていますが、これもあいまいな表現です。

「仲間に対する興味の欠如」については、本人に何かの理由（why）があってそう見える場合もあります。何らかの意思、目的（how）がある場合は、症状と判断するには慎重でなければなりません。たとえば家庭で虐待を受けていれば、もっとも身近な人間への信頼、愛着の感情を持つことができず、周囲の人間も「仲間」と判断することができないために、関わりを避けている状況もあるかもしれません。このような場合は、「仲間（周囲の人間）に対する興味の欠如」と見えても、発達障害の症状ではないのです。

このように、診断基準に記載されている症状には、当事者である本人の視点は入っていません。特に早期診断を目指す小児科関係の医療スタッフには、どうして「しゃべりすぎる」「気が散る」「仲間に興味がない」のかを、家族からの聞き取りだけでなく、他の関係者や本人の様子をみて判断してもらわなければ、間違った診断をされることになりかねません。

4　自閉スペクトラム症（ASD）

◈脳に到達した情報が異なれば、当然言動も異なってきます

自閉症という言葉を日常的に耳にするようになりました。現在、専門分野で使われてい

る言葉、診断用語としては「自閉スペクトラム症（ASD、Autism Spectrum Disorder）」や「広汎性《こうはんせい》発達障害」が用いられています。

第2節で五感について述べましたが、ヒトは、眼、耳、鼻、舌、皮膚で感知した刺激が神経を通して大脳に送られることで、刺激を情報として受け取ります。このとき、大脳に到達するまでに、何らか別の神経の働きが起こっているのであれば、同じものを見聞きしたとしても、別の情報として脳に伝わっています。そうするとその人の体が起こす反応——表出する運動は当然異なってくることになります。同じ音を聞いても、心地よい音として顔が和やかになる人と、不快な音として耳をふさぐ人がいるという違いが生じます。その反対に、人が相手の人の表情を読み取る場合も、脳に到達する情報が異なることも忘れてはなりません。

同じ音として大脳に到達していても、過去の経験や本人の嗜好《しこう》で「好きな音」「嫌いな音」と感じることになります。音を聞いて耳をふさいだ人が、なぜそうしたのかを判断することは、じつは簡単なことではありません。ASDの人は過去の経験や本人の嗜好で耳をふさいでいるのではなく、音自体が別の情報として脳に伝わっていることで不快と感じるのです。好きな音、嫌いな音が多いということだけで、その時に本人が本当のところどのように感じ

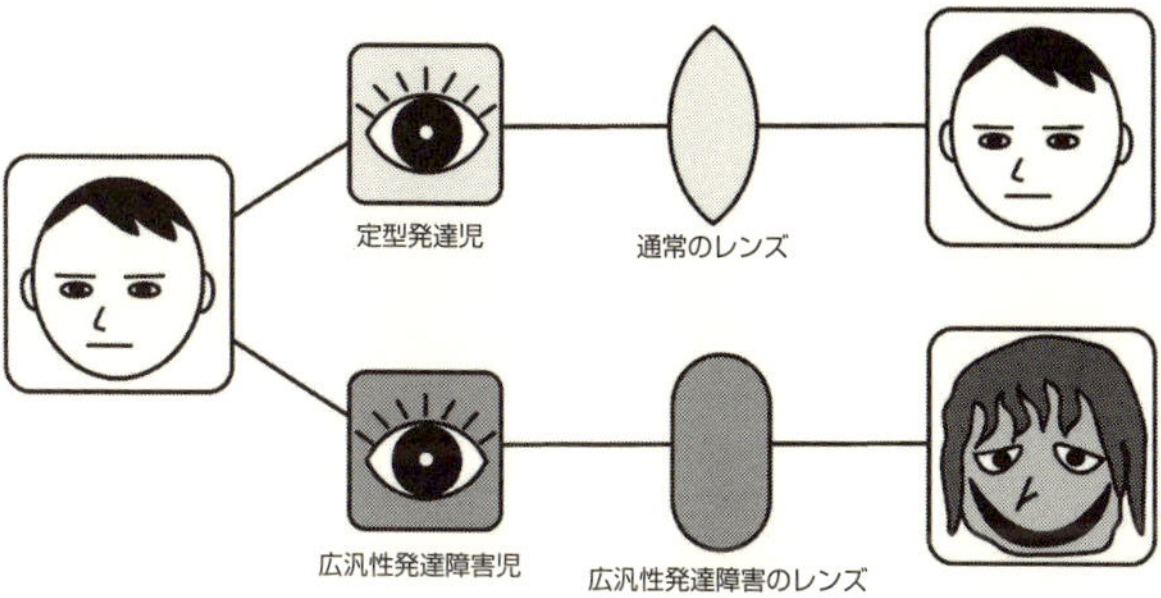

ＡＳＤの人には顔がこのように見えているかもしれません。
（古荘純一編著『アスペルガー障害とライフステージ』診断と治療社，2007年，９頁）

ているのかを医師がとらえることができなければ、診断基準のチェック項目で「感覚過敏」と診断されてしまいます。

ここでごく簡単に、「自閉」「スペクトラム」「広汎性」という言葉を説明しておきましょう。「自閉症」はautismという英語の訳ですが、本人が好き好んで「自閉」やいわゆる「ひきこもり」の状態をとっているのではありません。脳への情報の伝わり方に、さまざまな独特さがあるため、独自の反応をしている結果、周囲から「自閉」のように見えるだけなのです。その多様性のため「広汎性」という言葉が使用されていますが、一般にはあまり普及していません。一方「スペクトラム」という言葉は「連続体」という意味です。ヒトとの交流をしない人について、その人が、心理的理由などで自主的に交流を好まないのか、他人の感情を読み取れず交流の仕方がわからないのかということは、第三者にはわかりません（21頁図参照）。このように個性と自閉症の境界はあいまいで線引きすることができないことから、自閉症を「自閉症スペクトラム」と言うようになりました。ところがこの言葉は、「自閉症」の概念を拡大しすぎるということで、医学では「自閉スペクトラム症」という言葉が使用されることになりました。

私は、ASDの人は、さまざまな知見から、大脳に到着するまでの情報伝達に何らかの不具合があると考えています。大脳までの情報の「インプット（入力）」のときに違う神経回路を通っている、あるいは刺激が拡大縮小されるなど、何かが生じているのです。そのため異なる形でのインプットがあると、情報を大脳の中で分析した結果、生じる反応（運動）である「アウトプット（出力）」は、ASDではない人のものとは異なってきます。外に発される運動が異なれば、それを見ている人は、何だろう？と戸惑うことになるのです。

こうしたアウトプットについて起こる問題のうち、特徴的に見られるものが何項目中いくつ以上あれば、ASDと診断できるとして専門家は診断基準を作っているにすぎません。インプットの不具合なのか、それともインプットは正常であっても、それを表現したり活用するアウトプットの問題なのかは区別できないものです。

喜怒哀楽についても、通常は前後の様子や顔全体を見て状況を読み取ることができますが、ASDの人は表情の変化が大きくないこともあり、周囲が読み取ることが困難です。

◈事例A
思ったことをそのまま発言することは間違っていない？　ASDのA君

A君は小学4年生の男の子です。成績はよいものの、思っていることをそのまま口にすることがあり、時々トラブルになるということで相談に来ました。ASDと診断できるエピソードを紹介しましょう。

小学校の担任の先生に向かって、「先生、今日は厚化粧ですね」とA君がホームルームの時に突然指摘。先生がむっとした表情をしているのを見て、続けて「先生、怒ってるんですか？」と質問。クラスの全員の顔つきが変わったことはA君本人も認識し、ホームルーム終了後クラスの女の子に「へんなこと言ってはダメ」と注意されたのですが、A君は気にすることはなかったようです。

外来（外来診療）で私がそのエピソードについて質問すると、A君は「だって本当のことだもん」とひと言。それで、「クラスの他の子の表情が変わったことや、同級生から注意されたのはなぜだかわかるかな?」と質問すると、A君は「わからない」と答えました。そこで「事実であっても(担任の先生には失礼ですが)、人の容姿のことを皆の前で発言するのはいけないこと」と説明しました。そうするとA君は「だって正しいことを言うのはよいことでしょ」と反論。

! A君は、先生の表情の変化よりも化粧の程度に視点が集中していたのでしょう。一方、通常小学4年生なら、先生の表情を読みとることもできますが、A君にとっては苦手なようです。

そこで「99%の人は不快に思うので、容姿のことを多くの人前で話すことはやめよう」と説明し、何とか納得しました。

! この時のA君への言葉がけで気をつけたことは、ASDの子には、「大部分」「ほとんど」などの副詞を用いた説明よりも数字を用いた方が、説得力があるということです。

そのかわり、家庭や外来では、A君が人の容姿についての話をすることを認めました。コミュニケーションの問題だけでなく、A君は視覚認知に優れており、誰がいつどのような格好をしていたのかを詳しく記憶しています。時には、どうしてもそのことを話したい衝動に駆られることもあり、それが今回の「事件」と関係しているようです。それを頭ごなしに「やってはいけないこと」と禁止しても長続きしません。家族や医師、理解があれば担任の先生にも聞いてもらうことで、ひとつの「問題発言」が訂正できるようになります。

❗ しかし、なかなか応用がきかないのが事実です。「プライバシー」のことや「個人の嗜好」に関わることなど事実であっても話すべきではないことには、私は一つひとつ説明をして、少しずつでも対処能力が向上するように支援しています。

5　注意欠陥多動性障害（ADHD）

◈脳に到達した情報の把握は同一であっても、それを解釈すること、あるいは運動で表現することに差があれば、「症状」ととらえられます

自閉スペクトラム症（ASD）とならんで発達障害のひとつのタイプに「注意欠陥多動性障害（ADHD）」があります。ADHDとは、その名の通り、不注意で、多動なのですが、これも周囲の人に見える結果にすぎません。本人は「注意が長続きせず関心が移り変わったり（不注意）」「落ち着きがなかったり（多動）」「すぐに行動を起こしてしまう（衝動的）」ということですが、本人はその時その時に気づいておらず、意図的にそのような行動をとっているわけではありません。

自閉スペクトラム症（ASD）と異なるのは、ADHDの人の脳に到達した情報の把握は、一般の人と同一であると考えてもよい点でしょう。脳にインプットされた情報を分析するまでは脳の働き方が同じでも、どのような行動をとるか（アウトプット）を判断するプロセスの中に、何らかの違いがあることがわかってきました。

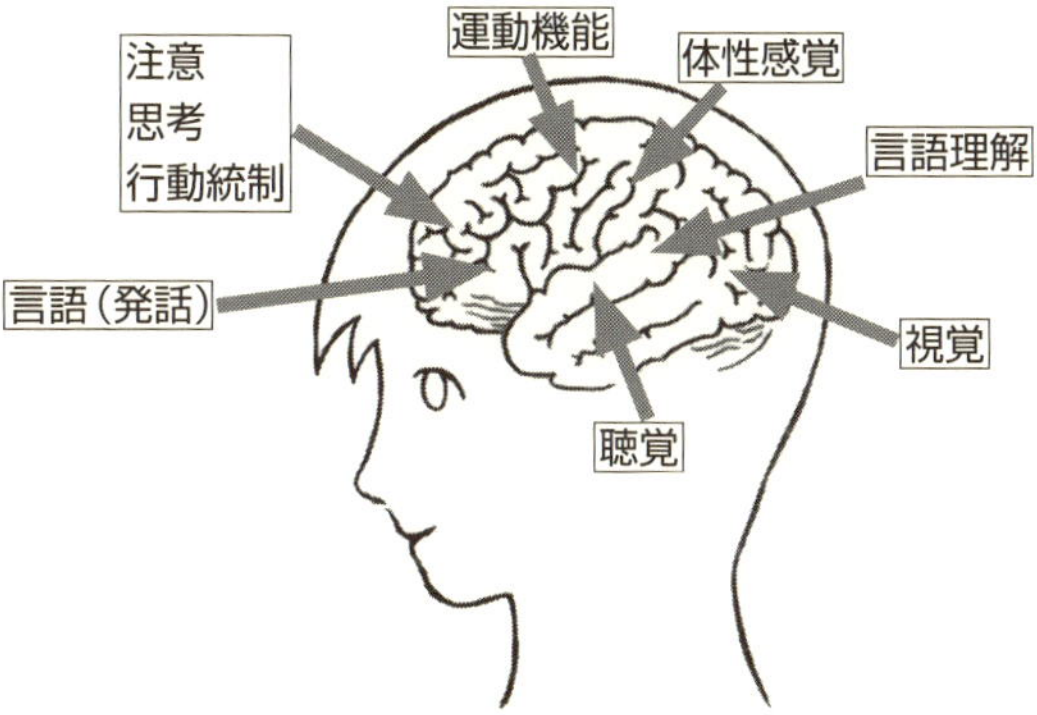

大脳の機能の分布から見た発達障害

五感の情報は、脳の後方（後頭葉）、上の部分（頭頂葉）、両脇の部分（側頭葉）に到達します。その情報は神経細胞の働きによって、脳の中で記憶や発語などの機能をつかさどる場所に伝達されます。意思決定や行動を判断するのは脳の前側の部分（前頭葉）であり、他の霊長類と異なりヒトが特に進化した脳の部分ですが、ＡＤＨＤの人の場合、前頭葉で分析を行うときに何か違う形で分析され、それが行動として表現されているのです。その結果、他人から見ると不注意だったり、多動であったりすることになります。

ＡＳＤの人の場合は情報のインプットの仕方の違いであるとすれば、ＡＤＨＤの人はインプットには問題がないけれども、アウトプットの仕方に違いがあるということになります。ただし、実際には自閉スペクトラム症（ＡＳＤ）と注意欠陥多動性障害（ＡＤＨＤ）

の両方が重なっていることも少なくありません。また、ヒトの脳の発達、前頭葉の働きは、小学校に入る前の5～6歳の子どもでは、まだまだ未熟な状態です。程度の差はあっても、どの子もみんな不注意で多動であることを忘れてはなりません。

くり返しになりますが、ＡＤＨＤの人は、本人が意図して不注意であったり、多動なのではありません。ところが、他人に反抗するなど、何らかの意図をもって、不注意あるいは多動になっている場合もあり、それを区別することは、簡単ではありません。そのため診断を行うに当たっては、その子がどのような場面でどんな行動をするのか、いくつかの場面で共通してみられることを確認することが大切です。

意図的にではなく、脳のアウトプットの結果として、不注意あるいは多動な行動をとってしまう子どもを、大人がいたずらにきびしく叱責することによって、その子が自信をなくしたり、あるいは意図的に反抗したりすることが起きないようにしなければなりません。そのためには、その子の中で起こっていることを、周囲が正しく理解することが重要なのです。

ところで、一部の本や精神科関係の論文では「注意欠陥」ではなく「注意欠如」が用いられています。これは「attention deficit」をどう訳すかの違いですが、私個人は意訳であっても「不注意」でもよいと考えています。この本では、現在最もよく使われているＡＤＨＤ

あるいは、注意欠陥多動性障害と記載していきます。

◆事例B
気がついたら物を持ち出していたと釈明するADHDのB君

B君は、ADHDのある中学1年生の男子です。ADHDの診断は小学生の時に受けていましたが、学校や家庭の理解もあり、環境もよく、薬の内服や、定期的な通院をすることなく過ごしていました。

ところが、中学校に入学し、別の小学校から来た生徒とも一緒になり、より多くの同級生との生活が始まり、小学校と異なる規則や、上級生との関係も難しくなる中で、B君は、学校では注意力散漫な状態が目立つようになりました。そのような中、B君は、別の生徒のお金を持ち出してしまいました。心配した学校の先生とお母さんが、それまでの小児科の主治医に相談し、小児科の先生の紹介で私の外来を受診しました。

まず、その時の様子を聴いてみました。お金は財布から抜き出したのではなく、机の上に置かれた状態でした。「それを見て急に欲しくなったことは覚えているけれど、それ以降は記憶がなく気がついたら持ち出して家に持って帰っていた」という説明でした。「その行為はいけないことかな?」と質問すると「財布を持ち出すのはいけないとわかっていても、お金が置いてあったので……」とあいまいな答え。質問を変えて「自分のものではないとわかっているものを持ち出すのはいけないことかな?」と聞くと「いけないことです」と答えました。

B君は小学生の時にも、文房具などほかの同級生の持ち物を「貸して」といって借りたまま返さず家に持ち帰り、次の日に謝りながら返すことが時々あったということです。B君は「人のものを無許可で持ち出す」のは悪いことと理解していますが、特にそれが欲しいものだと、とっさに判断できなくなることがあるそうです。B君は、善悪の判断は年齢相応にできますが、状況により混乱することがありました。

! ADHDの子どもにも判断力はありますが、とっさの時にそれが発揮できないのが特徴です。ここで頭ごなしに叱ったりすると、自信をなくしたり反抗的になります。

類似の状況でてんかんの発作でも、急に意識が混濁して、このような状況が出現することがあります。そこで私はB君に脳波検査を行い、また過去のエピソードを詳しく確認し、てんかんではないと診断しました。

B君には、「今後再びそのようなことがあると、警察に通報されることになるけれど、絶対にやらない自信があるかな?」と質問しました。「たぶん大丈夫……」と不安そうな答え。そこで、「絶対にやってはいけないことなので、不安があれば、定期的な通院と薬で治療を行うというのはどうかな?」と聞くと、B君もお母さんも納得しました。

! 薬物治療を行うと意識の混濁などの危険性は低くなりますが、それ以上に、万一同じ状況が起こった時に、「治療中」という診断書などを用いて、B君の行為を弁護することができます。B君に薬物での治療をすすめたのは、単に薬で不注意や衝動性を抑えるだけではなく、そのことから発生する二次的な影響を予防するためなのです。

B君は、その後そのような行為はなくなり、以前より優先順位を守ることができるようになりました。高校へ入学し、自信がついたら薬をやめることを目標に、元気に通院

を続けています。

! ＡＤＨＤの子でも中学生になると多動は目立たなくなります。むしろＢ君のように、不注意でとっさの判断を誤ってしまい、集団生活では「約束を守れない」「同じ過ちをくり返す」などとして、他者からの評価を下げるなどの二次的な影響が、生活の困難さを強くすることになります。

6　学習障害（ＬＤ）

◆学習障害は、学習ができないという意味ではありません

発達障害のもうひとつのタイプに「学習障害（ＬＤ）」があります。教育分野では、学習能力障害（Learning disabilities）という状態を指すものとして、また医学分野では診断名として学習機能障害（Learning disorders）が用いられています。どちらも「学習障害」と訳され、略語の「ＬＤ」も一般的に使用されるようになりました。

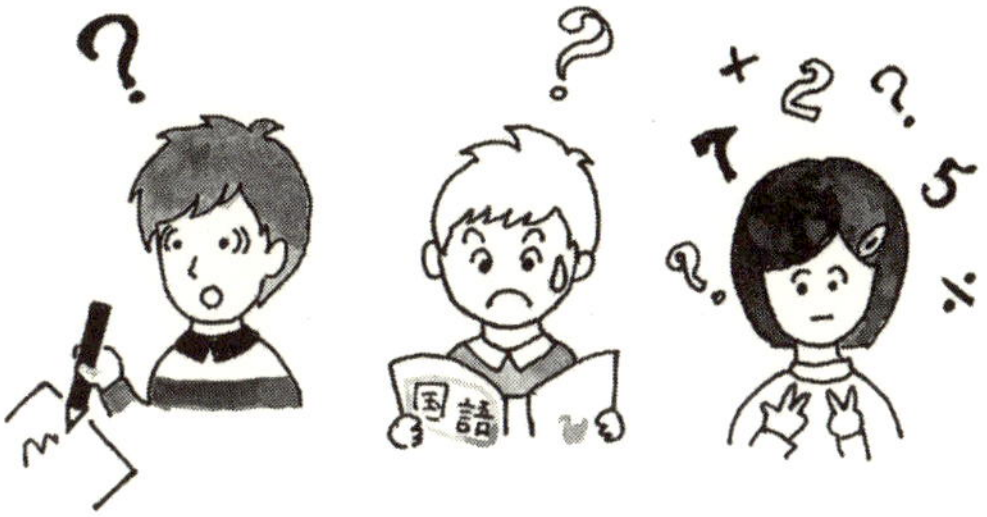

学習障害（ＬＤ）は、本人の学習意欲がないということではありません。しかし、学習環境が整っていても、「読み・書き・計算」など、学習の基本となるもののうち、特定の領域についての「習得困難」が認められるのです。つまり、「読み」の場合は「読字障害」、「書き」の場合は「書字障害」、「計算」の場合は「算数障害」という具合に、「読み・書き・計算」のうちのどれかが、どうしてもうまくいかないということが起こるのです。それではどうして、特定の領域の習得が難しいのでしょうか。

26頁の脳の図を思い起こしてください。ＬＤの人は視力、聴力などの感覚は正常であるのに、情報が感覚器から異なったものとして脳に到達するため、「視覚情報・聴覚情報・空間認知情報」のいずれかが、通常と異なった形で伝達されているという状態にあります。そのためＬＤの人は、子どものころ学習時に困難をおぼえるだけでなく、成長して大人になっても、日常生活のさまざまな場面で困難に直面することがあります。たとえば、音楽が流れていたり、他人の話し声の中で、自分に向けて話しかけられた声を聞き分けられない、案内標識が読みにくい（理解できない）、前後・左右・遠近などの位置関係の把握が難しい、といったことです。

ただし、自閉スペクトラム症（ＡＳＤ）、や注意欠陥多動性障害（ＡＤＨＤ）と異なり、ＬＤの子どもが、医療機関の診察に連れてこられることはほとんどありません。家族や担任が心配すると、学校（教育機関）の心理機関へ連れて行き、検査を行った結果、学習能力障害（Learning disabilities）と判断されると、通級指導教室やスクールカウンセラーあるいは、教室内で補助教員や介助ボランティアが学習指導を行うことになります。そこでは「読み・書き・計算」がうまくいかないという結果、すなわち「アウトプット」の問題ととらえられることが多いのです。けれども、厳密に脳科学から見ると、「インプット」の違いから生じているものです。

「アウトプット」ではなく「インプット」に違いがある場合、低年齢の子どもに効果があるとされている反復学習など、通常の学習の仕方では、効果が得られないばかりか、本人も自信をなくして嫌になってしまいます。ＬＤの子（人）への対応として重要なことは、どのような教え方や教材があればわかりやすいのか、インプットの方法を考えながら、一人ひとりに即した学習支援方法を考えることです。例えば、パソコンなどを利用して、視覚や聴覚の情報を補助する教材を用いることは効果的です（多くの参考書が出ていますのでご参照ください）。さらに、今まで述べてきたＡＳＤ、ＡＤＨＤ、ＬＤの症状が一人の子どもに重なって見られることも少なくありません。そしてその症状の重なり具合も、家庭や学校生活で見られる困難さも異なります。

余談ですが、第３節で紹介したＤＳＭ－５では学習障害（ＬＤ）が specific learning disorder と変更され、日本語訳では「限局性学習症」となりました。今後この言葉が浸透していくかどうかは疑問ですが、学習障害も発達障害の一タイプであり、脳科学的には学習に関連する脳の領域で「限局的に（狭い範囲で）」困難を生じさせているという理解を深めるよい契機となるでしょう。

◆事例C　学校の授業ではなく、学校生活で苦労した学習障害のCさん

Cさんは10歳、小学5年生の女子です。学校で同級生からいじめられるが、先生は仲良くするように指導するだけで、自分の気持ちをわかってくれない、学校に行きたくないということで、養護の先生に相談し、学校医の先生から紹介状をもらって私の外来を受診しました。

小学2〜3年ころまでは、特に問題なく通学できていました。そのころから、学校では鏡文字を書くことがあったり、教科書を読むことも得意でなく苦手であったということでした。特に字を書くことが苦手で、学校で終わらないところは、自宅に持ち帰ってやることを認めてもらっていました。同級生も特にそれを「特別扱い」と考えていなかったようです。ところが小学4年生になって、同級生が「文字の書き方がおかしい」「Cさんだけ学校のことを家でやるのはずるい」などと言うようになってきました。そのため、Cさんは朝方になると、頭痛や腹痛などの様子が見られて学校に行けない日も出てきました。

Cさんは上下左右などの位置関係を把握することが苦手でした。自分が動いている時と止まっている時のものの見え方が異なり、止まっている時には机の角など、先のとがっているものが自分に向かってくるように見えて嫌だと話しました。「右、横、下」などの位置関係の指示がわからないので、「右側のドアに近い」「横の時計の音」「下の青い箱」といったように、色や音など、より具体的な情報を提示して指示してもらうことがあるという話でした。

! ＬＤの場合、まずは大まかに、能力の偏りがあるかどうかを確認し、「読字の障害」「書字表出の障害」「算数の障害」のうち、どの特性が強いかを特定していきます。その際、Cさんは、書字表出が苦手なＬＤと考えてよさそうですが、字を書くことだけでなく、「位置関係を把握する」ことに困難さがあるようです。

Cさんは、人との遠近感をつかむことも苦手でした。教室や家庭など状況を把握している限られた空間においてさえ、他人が自分とどのくらい離れているかつかみにくいことがありました。遠くにいるように思えた人が次に見た時には急に近くにいるように思

えることもあり、特に体格のいい男性は遠くに見えても恐怖を感じるようになりました。その引き金となった出来事は、運動会の練習の時に、全体を指導していた体育の先生が、Cさんが列からずれているのを注意したのですが、Cさんは先生の注意が理解できず結果的にその指示に従いませんでした。先生はCさんの横に歩いていき、肩を押しながら、強い口調で注意しました。周囲の同級生からの情報では、特に先生のとった行動が「行き過ぎ」とは感じなかったようですが、Cさんに話を聴くと、体育の先生の声は聞こえていたが、自分に向かっての注意とは思わず、次に気づいた時には、すぐ近くに先生がいて、いきなり体を押された感覚があり怖かったと言いました。以後、Cさんは体育の授業に参加することができなくなりました。

! Cさんの場合、多くの同級生がいる中で、自分に対して向けられた注意を、とっさに判断することができませんでした。この出来事の後、Cさんは人との物理的な距離感だけでなく、精神的な距離感をつかむことも難しくなったようです。

担任の先生と養護の先生には、お母さんからCさんが学習障害があることを伝えてい

ただきました。先生は授業中のことから、学習障害のあることは理解できていたのですが、体育の時間に参加できないのは、単に強く注意されたことが原因と考えていて、学習障害と関連があると知らされて驚いたということでした。

！Cさんの場合、書字表出に困難さがあり、学習に支援が必要であることは言うまでもありませんが、現在の問題は「いじめ」「体育の授業に参加できない」「学校を休みがち」「対人関係に緊張が強い」など、二次的に発生したトラブルに対しての具体的な対応が必要です。

Cさんの困難さの根本には、「目に見えるものが正しく把握できない」という「視覚情報の混乱」があり、字を書くという学習上の問題に限らず、学校生活や日常生活にも混乱を抱えていることを説明しました。そのうえで、Cさんへの対応として、対人関係の不安が強いことを配慮し、体育の授業を休むこと、通学は無理をせず同級生と会いたくない時は保健室など教室外の登校を認めること、教室では担任の先生以外の介助の人をつけていじめの防止につとめることなどを優先し、そのうえで家庭と学校での適切な学習の支援について考えていただくようにしました。

！発達障害の中でも、学習障害は集団への不適応を起こすことが少なく、周囲から理解されにくいのが特徴です。その背景には、Cさんのように学習への困難さがあまり目立たないものの、認知能力の偏りは明らかに存在し、学習以外の場面で困難さを抱えていることも少なくありません。周囲からは、「努力不足」と不当に低く評価されたり、同級生にからかわれたりすることもあります。

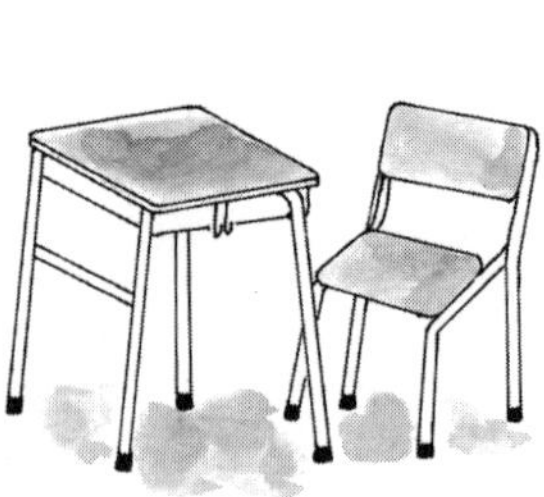

7　発達性協調運動障害（DCD）

◆忘れてはいけないもうひとつのタイプの発達障害

◆事例D
不器用さが学校生活を困難にしていたD君

D君。小学3年生の男子です。教室で、鉛筆を噛み折る行為が続くということで、学校の養護の先生のすすめで紹介されてきました。就学時にASDと診断を受けていますが、小学校入学までは、言葉をふくめて発達の遅れを指摘されたことはないため、通常クラスに在籍しています。

お母さんによると、幼稚園通園中から、一人で遊ぶことが多かったものの、友人とのコミュニケーションには問題はありませんでした。一方、着替え、お絵かきをすることが苦手であり、運動も得意ではなく、友だちと遊びたくても遊べなかったとD君は話してくれました。そのほかに気になる様子を家族の方に聞いてみました。絵本を読む、記憶する、計算する能力は、同級生と同じレベルかそれよりも高いように私は感じました。

けれども、小学2年生になると、授業のスピードも速くなります。授業時間に黒板に書かれたことを写すのが苦手なD君は、時間内にノートの枠の中に字を書くことができなくなってきました。そのストレスから、鉛筆を噛む、時に強くかみしめて噛み折ることもありました。友だちからは、「ばい菌みたい」と言われてからかわれるため、お母さんが、鉛筆を噛むかわりに噛むよう、ゴム（噛んでもさしつかえない円筒形のおもちゃのゴム）を持たせていました。

学校の養護の先生は、鉛筆を噛むことをD君の「こだわり」ととらえ、薬物治療の必要があると考えて専門医の受診を家族にすすめたということです。D君は、私の問診中は緊張した様子で、ずっとお母さんから離れようとしませんでしたが、診察時間が長くなると「まだ〜」といってそわそわし、診察室から出ていきたそうにする様子が見られました。それでも、診察中に、机の上に置いた私の鉛筆やペンに触れようとすることはまったくなく、また自分の鉛筆やゴムを噛もうと、探したり欲しがるようなこともまったくありませんでした。

そこで再度、鉛筆を噛み折る行為について確認しました。学校でも家庭でもあるけれども、勉強中に限ったことではないということです。字を書くストレスと鉛筆を噛む行為が関係していると考えて、診察室でゆっくりと、簡単な文章（子ども用の質問紙の文章）を書き写してもらいましたが、鉛筆を噛むようなことはありませんでした。

❗学校で友だちと遊ばないことを「仲間づくりの失敗」と理解され、ASDの診断の根拠とされていたようですが、その背景には、運動の苦手さや不器用さがあったようです。

❗学校の先生は、鉛筆を噛む行為をASDの「こだわりの症状」ととらえていたようですが、D君にとっては、字を授業時間内に書き写せないことと、友だちからからかわれるという、ストレスから出現していると私は考えました。

D君は、決められた時間内に字を書くことが困難であることから、学習障害か発達性協調運動障害が背景にある可能性が考えられました。検査の結果、後者であると判断しました。学校には、本人がいくら努力しても改善しない手先の運動の不器用さがあることを伝え、黒板を書き写す時間を長くとるようにすること、字の練習の宿題を出すときに、D君には字を書く回数を少なくするなどの配慮をお願いしました。やがて、D君は鉛筆を噛み折ったりすることもなくなり、友だちの視線を気にしたり、陰口を言われることもなく、自分のペースでノートをとるなど落ち着いて授業を受けられるようになりました。

発達性協調運動障害（DCD／Developmental Coordination Disorder）とは、わかりやすく表現すれば、「病的に不器用」な人のことです。

DCDは一九八七年にアメリカ精神医学会で正式に診断名として、発達障害のタイプのひとつとして認定されました。5％の子どもが該当すると推測されています。さらに、今まで述べたASD、ADHD、LDにDCDが合併することを多くの研究者は指摘しています。しかしながら、日本での認知度は低く、発達障害者支援法でも発達性協調運動障害を独立して取り上げていません。また、他のタイプの発達障害との合併については、幼児期にその特徴が見られやすいにもかかわらず、医師、保育士、心理士の認知度も高くありません。

ＤＣＤの運動障害で重要なことは、体育の授業が苦手というレベルではないことです。ボタンを留めにくい、紐が結べない、字を写すことが苦手、小さなものを箱にしまうのに時間がかかるなど、日常生活のささいなことが、当事者にとって難しいというものです。D君の場合も、それが見落とされて、適切な支援が得られなかったばかりか、いじめにあう、不当に低い評価を受けてしまうという状況に苦しみました。ものごとに時間をかけることができないことにD君はストレスを感じ、鉛筆を噛む行動でしかそれを表現できなかったために、薬物治療が必要と先生に認識されてしまったのです。

こうしたことを防ぐためにも、私は日本でもＤＣＤ（発達性協調運動障害）を発達障害のひとつのタイプとして、今すぐ認識し、とくに教育現場で周知して配慮していただきたいと考えています。

その次の第４版（ＤＳＭ－Ⅳ）は、多くの研究者が診断基準作成に参加して分類体系が整理されました。第５版では見直しと議論のために、アメリカ精神医学会が公式ウェブサイトに、定期的に一部を掲載して多くの意見を聴取しながら作成され、2013 年に公表されました。この時広く診断が修正されています（ＤＳＭ－５はアメリカ精神医学会の登録商標で、タイトルのローマ数字は改訂のつど更新されるもので、第５版からアラビア数字に変更されました）。ＤＳＭ－５の刊行当初、原書を日本で買うと約２万円と高価であるにもかかわらず、アマゾン・ジャパン社の洋書の輸入ランキングでトップ 10 入りをしました。

ＤＳＭ－５では、日本からも診断基準の作成に研究者が参加しただけでなく、日本語版刊行の時には、用語監修として、はじめて日本精神神経学会が診断名の翻訳に関与することとなりました。現在、この第５版は『ＤＳＭ－５　精神疾患の診断・統計マニュアル』（高橋三郎・大野裕監訳、染矢俊幸ほか訳、医学書院、2014 年）として出版され、広く使用されるとともに、解説本も数多く刊行されています。

（古荘純一『発達障害とはなにか　誤解をとく』より改編して引用）

✣コラム

診断基準について

本編で簡単に紹介しましたが、日本の精神医学で用いられている「診断基準」と呼ばれているものは、アメリカ精神医学会（ＡＰＡ）が出版した書籍*Diagnostic and Statistical Manual of Mental Disorders*, 1952（略してＤＳＭ）がもとになっています。この本は精神医学の専門家が診断に用いるだけでなく、入手可能な精神医学の診断基準として、精神医学以外の医療分野、看護、心理、福祉、リハビリ、教育など、広く関連領域の人々にも注目されました。多くの言語に翻訳され、広く世界中で読まれています。

初版のＤＳＭ－Ⅰは1952年に統計調査を目的に作成され、第2版（ＤＳＭ－Ⅱ）は1968年に公表されました。しかし、単なる統計調査にもとづく診断名だけでは、精神医学研究の発展や社会のニーズに答えることができないため、ＤＳＭ第3版（ＤＳＭ－Ⅲ）では大幅な改編がなされています。

それは「操作的診断基準」の導入です。「操作的診断」とは、病気で特徴的にみられる複数の症状のうち、何項目が患者に該当するかにもとづいて診断を決定するという方法です。原因や検査法がほとんど解明されていない精神疾患の場合、患者の症状をみて診断するほかないため、「何項目中いくつ当てはまるか」という基準を設けることで、診断の信頼性の高めようとしたのです。それまでの抽象的な概念にもとづく診断から、具体的な症状にもとづく診断へ大規模な変更がなされました。その結果、専門家だけでなく、ＤＳＭは世界中から広く注目されることになったのです。

第2章

発達障害と周辺

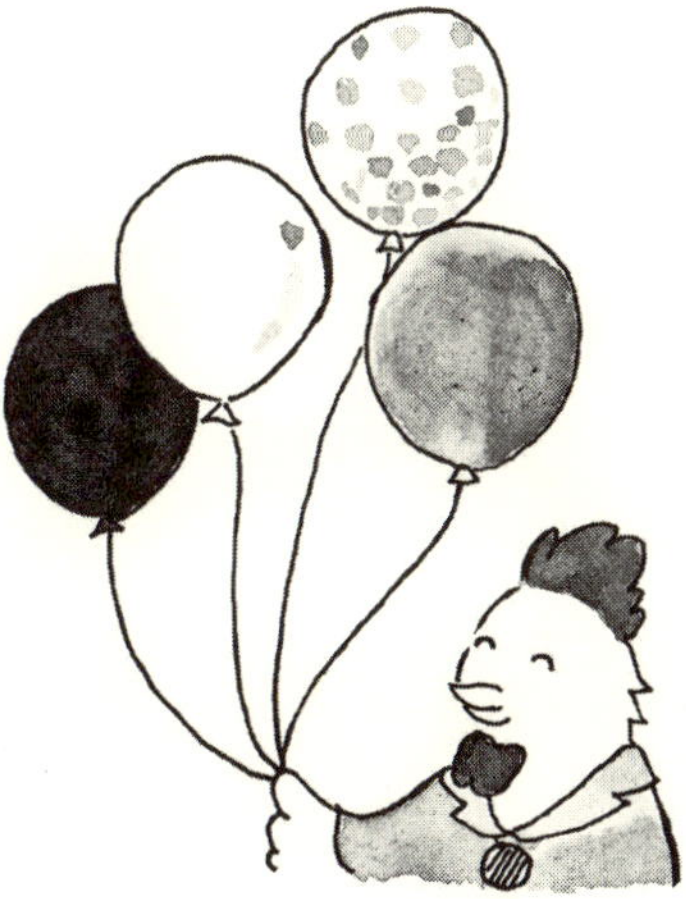

session 2

1　発達障害のそのほかのタイプ

◆精神医学（DSM－5）で発達障害のひとつとされているものについて

◆事例E
母子ともにADHDであり、子どものチックへの反感で母親の育児困難感が強い事例

Eさんは11歳、小学5年生の女子です。近所の小児科でADHD（注意欠陥多動性障害）と診断されて、1年前からADHDの治療薬を飲んでいました。しかし、まばたき、鼻をすする、ウッウッと声を発するなどの「チック症状」が目立ってくるようになりました。道端でいきなりジャンプをするということについては本人も気にしており、通っていた小児科の先生では対応が難しいということで紹介されて来ました。しかし、紹介状には、そのことに加えてお母さん自身がADHDであり、母子関係の問題もあることが記載されていました。

Eさんはお母さんと二人暮らしです。すぐ近くに母方の祖母がいて、お母さんが仕事で遅くなる時は、Eさんは祖母の家でお母さんの帰りを待つことがありました。Eさんの両親は、Eさんが幼稚園に入る前に「性格の不一致」が原因で離婚したということでしたが、Eさんはお父さんとその後まったく会えずにいました。

お母さんも、Eさんと同様にADHDと言われていました。お母さんはそれを認めてはいるものの、現実的には仕事がかなり忙しいため、自分自身のことよりも、Eさんの受診を優先していました。お母さんは、自分もEさんも不注意な性格であることはわかっているけれども、一方でお互いに考えをゆずれないところがあり、二人の意見がぶつかったときは、ついついEさんのことを強く叱ってしまうということでした。

Eさんのお母さんは、Eさんがチックの症状で鼻をすする音や、口をチッチと鳴らす音が生理的に苦手であるということも話してくれました。

! 矛盾するように思えるかもしれませんが、不注意、多動・衝動性という特性のあるADHDの人で、細かいことにこだわる人はめずらしくありません。

これまで、小児科の先生を含めて、お母さんが相談した何人かの人には「そんなこと言ってはいけない、Ｅさんがかわいそうだから。気にしないで、がんばりましょう」と注意され、励まされてきました。そのことで今度は、お母さんの方が自分を責める気持ちが強くなっていたようです。

Ｅさんを養育するのはＥさんの母親です。しかもＡＤＨＤという特性があります。お母さんにＥさんへ配慮するよう求めてこれ以上ストレスをかけることは、母子にとって、よいことではありません。１回目の診察では、お母さんの悩みを、言葉をさえぎらずにすべて聴きました。お母さんにとっては、「自責の念をこめて」思い切って話したことを、黙って聞いてもらったのは初めての経験で、それだけでも肩の荷が下りた感じがしたのでしょう。

Ｅさんの処方についてＥさんとお母さんに確認したら、チック症状に対して薬を飲むことに二人とも抵抗はありませんでした。

Ｅさんには、それまで彼女が飲んでいたＡＤＨＤの治療薬に加えて、チックの治療薬を処方しました。これにより、チック症状とこだわりが軽減するだけでなく、Ｅさんのお母さんが、Eさんを肯定的に見ることができるようになると期待したためです。Eさんに薬の治療効果があったことから、Eさんを見守るお母さんにも気持ちの余裕もできたようで、次の診察の時には、Eさんが自分から「お母さんとのけんかが減った。がんばってみる」と話してくれました。実際、学校や家庭外では適応状態はよくなっているようでした。

何度目かの診察の時、Eさんの様子が安定したのが見てとれました。次のステップとしてEさんのお母さんに「Eちゃんとお母さんとで、できるようになったことを評価するようにし、それから次の目標を考えましょう」と協力を提案しました。

ノートを用意してもらい、「今日は忘れ物がなかった」「時間割をそろえることができた」など、お母さんに「今日できたこと」をノートに記入してもらうようにしました。失敗したことや悪いことは書かないことが大切です。

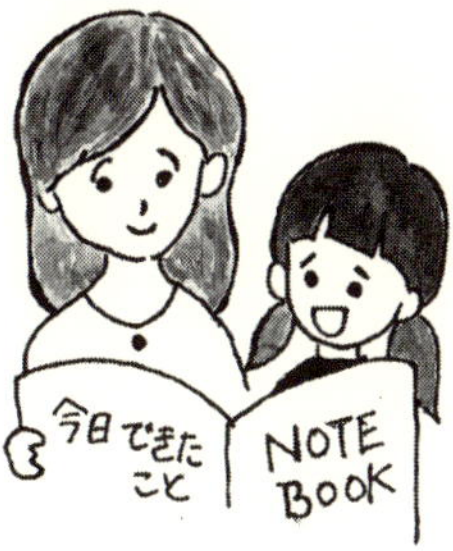

これまで、家の中でほとんどお母さんにほめられたことのないEさんにとって、ノートを見て、お母さんからほめられるのはうれしいことでした。

次はEさんががんばる番です。どうしても実行してほしいこと、やってはいけないことを、ノートに記入するようにして渡しておき、次の診察の時に、できたら○、できなかったら×を二人でつけることにしました。ここで大切なのは、「できた・できない」リストを作る前からEさんができていたことも、一緒にリストアップしておいて、○が×よりも多い状態からスタートしたことです。

このように、常にEさんがノートを見て自分のことを確認できるようにしておき、少しずつ目標を上げて、家庭内でのEさんの不注意や多動・衝動性の症状が改善していくようにしました。私が診察で心がけたことは、○と×が逆転しそうになるときは、しばらくは目標のハードルを上げないよう助言し、なるべくEさんとお母さんの二人で相談してできるようにしたことです。

薬を服用することで、お互いの話が落ち着いて聞けるようになり、親子で対処していくことができやすい環境ができました。この時に提案したのは、ADHDの人にとってチャレンジしやすい「行動療法」という代表的な心理療法です。ポイントは、ほめる行動の目標を、本人が少し努力すれば到達できるものにすることと、焦らずに少しずつ目標を上げていくことです。

●チック症

「チック」という言葉は、多くの読者の方は聞いたことがあると思います。チックには大きく分けて2種類の症状があります。

○運動性チック……運動性の症状。鼻をすする、まばたき、顔しかめを短時間くり返すなど

○音声チック………発音・発語の症状。「うっ、うっ」と声を出す、コンコンと咳ばらいするなど

これらの症状は、ある程度の時間であれば止めることができますが、当人が意識して止めるには限界があります。

Eさんのようにいきなりジャンプをするなど、目的を持った行動のように見える「複雑

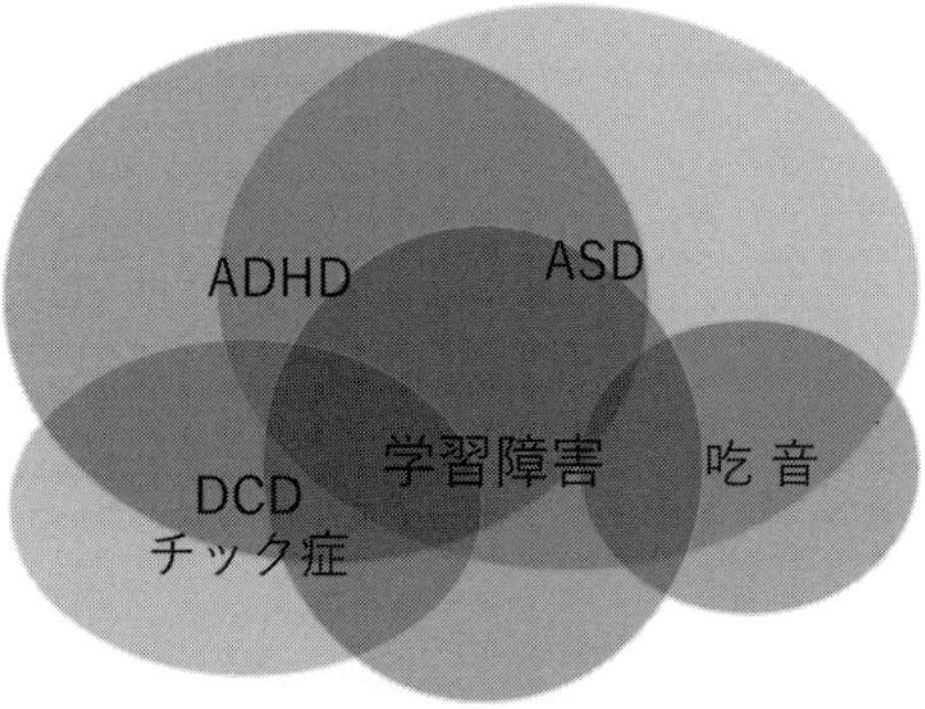

発達障害の中の診断の重なり
発達障害のタイプはそれぞれ単独で見られることの方が少ないものです

チック」もあります。「複雑性音声チック」では、状況に合わない単語や句をくり返し言う、さらに、汚言語（卑猥な言葉や俗語を言う）、反響言語《エラコリア》（質問された言葉をそのまま返す）、反復言語（同じ言葉をくり返す）などの様子も見られます。

複雑性チックで、運動性、音声チックをあわせもつ時は「チック症」として医療対応が必要となります。Eさんの場合も、ADHDの治療よりもチック症の対応が難しいことが主な理由として紹介されて私の外来に来ました。

●吃《きつ》音《おん》

「初めの言葉が出にくい」「同じ発音をくり返す」「最初の音をのばす」「スムーズに会話ができない」などの症状があります。簡単な会話が可能となる2

〜4歳にその兆候が見られますが、就学時には改善することが多く、就学後（8歳が目安となります）も引き続き症状が出る場合は支援の対象になります。

これは、周囲が注目すればするほど、緊張して話がスムーズにできなくなるというものです。「ゆっくり話をしなさい」という声かけも、本人にとっては、まわりが注目していると感じてしまい逆効果です。私は、周囲の方には、吃音があっても、そのままの話し方でよいとして、自然に接するようお願いしています。本人の会話に関する不安や恥ずかしさを軽減させ、話しやすい環境をつくることが重要です。

2　発達障害に見られやすいそのほかの精神科の合併症

◆合併症があるとより手厚い支援が必要になります

●外在化障害と内在化障害（反発とひきこもり）

発達障害（おもにＡＤＨＤ）の人が叱責され、自分のやりたいことが拒否され続けることがきっかけで、目上の人に対して拒絶したり、反抗したり、不従順的で挑戦的な行動をくり返すことを精神医学では「反抗挑戦性障害」ととらえています。それが進展して、人をだます、危害を加える、条令に違反するなど、他人の基本的人権や社会的な規則基準を無視するような行動がくり返されたり、それが長く続く状態となれば、「素行障害」という概念でとらえます。これらの怒りのエネルギーが他人に向く一連の症状のグループを「外在化障害」と呼ぶことがあります。

一方、ＡＤＨＤの子どもは通常、意図的に反抗したり挑戦的であったりすることはなく、むしろ裏表のない、やんちゃな子どもらしい面が目立ちます。ただし、叱られることが続き、自信を喪失していくうちに、それに反するエネルギーが自分自身に向いて、不安、うつ、引きこもり状態になることがあります。これを「内在化障害」と呼んでいます。

日本では、外在化障害の状態から素行障害まで至ることはまれですが、その分、内在化障害の状態となり、「ひきこもる」ことの方が多いのではないかと考えられます。

◆事例F
学校でパニックを起こしたことでADHDの治療を受けたF子さん

F子さんは、小学3年生の女の子です。近くの小児科で処方されたＡＤＨＤの治療薬の副作用が出るということで紹介されて来ました。

近くの小児科へはスクールカウンセラーから「小学校で、床に寝そべる、教師の指示にパニックを起こす」ことなどから、ＡＤＨＤの疑いがあるとして紹介され、小児科からの紹介状には「ＡＤＨＤとして薬物治療を始めたが、副作用も出現し、家族が専門医の受診を希望」と記載されていました。

F子さんの生まれた時からの生活や家族環境といった生育歴をお母さんに確認しました。小さいころから、お母さんが近くにいないと遊べなかったという話でした。幼稚園入園後は、お母さんが帰りそうになると、大泣きして後を追いかけようとするので、1年以上もお母さんが幼稚園にずっと付き添っていたということです。その後ずっと付き添わなくても行けるようになったものの、帰宅した時にお母さんが留守にしていると不安になり、同居しているおじいちゃんに何回も、どこへ出かけたのか何時に帰るのかを確認していました。F子さんは、小学校入学後にも、登校時に不安になり泣き出す、体の不調を訴えるなどの様子が見られていたということです。

！このような症状は「分離不安障害」と考えられます。もっとも愛着のある人、F子さんの場合はお母さんが近くにいないと、通常では考えられないほど、心配をしたり不安になったりするのが特徴です。

小学1～2年生の担任の先生は、大目に見てくれたので、登校時にはお母さんが付き添って教室まで行っていました。ところが3年生になって、担任が変わり、「3年生なのだから」と親が教室へ付き添うことを認めてもらえませんでした。F子さんは教室の中に入ることに強く抵抗し、廊下を走り出す、大声で泣きながら床に寝そべるなどの様子が見られるようになりました。対処に困った担任の先生がスクールカウンセラーに相談したところ、ADHDではないか、それならお薬があるからと、小児科を受診することになりました。

！ここで大きな判断の誤りがあります。お母さんが近くにいれば、F子さんが抵抗したり感情を爆発させるようなことはまったくないのです。幼稚園にいる間は、お母さんが付き添っていたのでそのようなことがありませんでした。F子さんの場合、小学1～2年生の担任が他校に転勤してしまい、新しい担任との引継ぎも不十分であったと思われます。

医師が診断をするには、できるだけ多くの情報を得ることが必要です。その意味では、F子さん本人の診察室での様子を見ることと、家族から話を聴くことは極めて重要と言えます。診察室の中では、F子さんはお母さんと手をつなぎ心配そうな顔をしてはいましたが、不注意や多動・衝動性といったADHDの症状はまったく見られませんでした。一方、お母さんがいないとどうして心配なのかを尋ねてみると、「学校にいる時に地震が来たら会えなくなるかもしれない」「家に帰った時にお腹が痛かったが、お母さんがいないとそれがひどくなった。また同じようなことがあると思うと心配」という答えが返ってきました。話のつじつまはあうのですが、「心配性」という個性の範囲にとどまらず、生活するのに困難なくらい不安が強い子どもという様子が見られました。

! ADHDと診断するには、症状が6か月以上続くかどうか、複数の場所で見られるかどうかを確認しなければいけません。先に診察した小児科の先生は、その確認を十分に行わずに症状だけでお薬を処方したことになります。F子さんの行動は、お母さんから強引に

引き離されたことにより、不安が大きくなって、パニックに陥った結果と考えることもできます。

F子さんのパニックは薬を飲むことで落ち着くことはなく、眠れない、食欲がないなどの薬の副作用が出てしまったことで、学校に行くこと自体が不安になってきました。それまでのエピソードから、ADHDとは考えにくく、処方薬を直ちに中止し、母子分離不安についての対応が必要と判断しました。学校には「不安障害」という診断書を提出し、一定期間学校を休むこと、その間に「通級」を利用するなど通学環境を整えるように要請しました。その結果、安心してF子さんは通級に通えるようになりました。

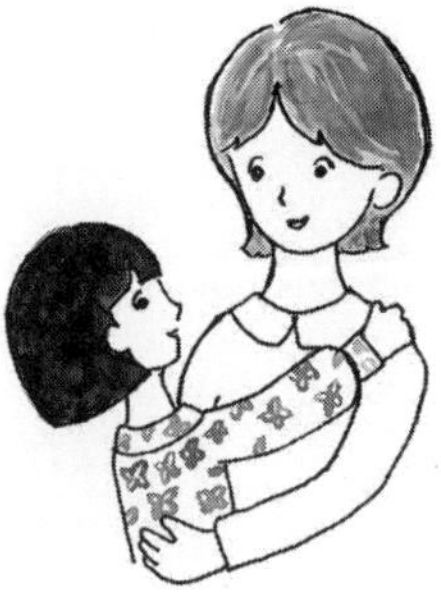

●不安障害

F子さんには「分離不安障害」がありました。誰にでも不安はありますが、その不安が過度に肥大し、日常生活に影響をおよぼすようになった場合に「不安障害」と診断します。旧来の「神経症」とか「ノイローゼ」と呼ばれた概念に類似します。現在では「対人恐怖」「視線恐怖」「パニック」など、社会的に広く使用される言葉は、その様子を示すものです。

こうした不安障害は、青年期までに出現することが多いと言われています。不安の対象は漠然としていますが、本人にとっては堪えがたいものです。子どもの不安障害は、学習障害のように成績として出てきたり、行動面での問題に比べて目立たないので、把握されにくく、支援にもつながりにくいと言えます。また、「気にするな」「大人になればなおる」「強い心を持って」などの言葉かけは、周囲の人間にとっては励ましのつもりであっても、その子にとっては、何の効果もありません。クラス担任の先生がこのことを知らずにいると、お互いに信頼関係を損ねる原因になります。対人関係がうまく築けないことから、先生から不当に低い評価を下されたり、友だちのいじめ、学業不振を招き、不登校やひきこもりに陥ることもあります。

本人に「考えすぎだ」「大人になればなおる」と声かけをしがちですが、成人期になっても持続することがあり、過度な不安を持つことは、成長・発達過程で対人関係などにも影響をおよぼします。

●強迫性障害

「強迫」とは、自分でも無意味、不合理でばかばかしいと思っていても、くり返し同じ考え（強迫観念）がわき上がってしまい、その考えを振り払うために、くり返しある行為を行うこと（強迫行為）です。強迫性障害とは、こうした強迫観念および強迫行為のために、日常生活に支障をきたす状態に対してつけられた診断名ということになります。代表的なものとしては、不潔なものへの強迫観念（汚染強迫）とそれを振り払うために手洗いをくり返すこと（洗浄恐怖）があげられます。

ＡＳＤの人のこだわりと強迫性障害の症状には似ている点も多いですが、その差異や対応の違いは、十分にはわかっていません。

●気分障害、うつ病

発達障害の青年に、最も起きやすい合併症はうつ病であるといわれています。うつ病は、単に気持ちが沈んでいるという「抑うつ」の状況ではなく、死にたいといった悲しみに満ちあふれた気持ちにとらわれてしまい、ほかに何も考えられないといった精神症状が特徴です。加えて、次のような身体症状も顕著です。

○睡眠障害……中途覚醒（夜中に目が覚めて眠れない）、早朝覚醒
○食欲障害……食欲不振、腹痛、吐き気、便通異常など
○倦怠感………何もしていなくても疲労感があり、休息しても回復しない。特に朝方の調子が悪く、夕方にやや楽になる「日内変動」がある

●統合失調症

ＡＳＤが最初に報告されたとき、「幼児期発症の統合失調症」と考える学者が多くいました。今では自閉症の子どもたちの「自閉的」行動と、統合失調症の症状は異質なものとされていますが、青年期になると、ＡＳＤの人に統合失調症の症状が合併することもあります。

統合失調症の代表的な症状は、幻覚と妄想です。幻覚は特に引き金なく出現する、異常な知覚様の体験（テレパシーや無いものが見えるなど）、妄想は、相反する客観的事実があって

も変わることのない固定した信念（被害妄想、自分の祖先は国王であるなどと主張する誇大妄想など）です。

発達障害と統合失調症の合併については、まだまだわからないところが多いと言えます。たとえば、発達障害でいじめなどの対人トラブルを経験した人が、人間関係を被害的に理解するようになって、被害妄想や幻聴（実際にはありえない話し声や音が聞こえる）の様子を訴えることがあります。こうしたことが、統合失調症の初期の様子か、心因反応なのか、わかりにくいことも少なくありません。

3　そのほか

◆発達障害のある子どもにとって学校はどんな場所？

●不登校

不登校の子どもは、「学校に行かなくてはならないのに、行けない」という、相反する気持ちの葛藤の中で、学校に行かないことへの罪悪感を強く持っています。そこへ、学校に行くことを強く促すと（「登校刺激」と言います）、子どもを追い込み、怒りや悲しみのエネルギーを出現させてしまうことが少なくありません。

一方、不登校になった児童・生徒の中に、発達障害の子どもの割合が高いことが注目されてきています。発達障害の子どもの不登校の原因は、葛藤や罪悪感というレベルではありません。友だちや先生といった周囲の人とのコミュニケーションをとることが難しく、コミュニケーションそのものに負担を感じることがあるのを忘れてはいけません。また、そのために学校は集団から注目され続ける不快な場所であり、そこから逃避したいという考えが強いのです。特に、視覚・聴覚が鋭敏なＡＳＤの子どもにとって、学校は予測不能な感覚刺激にあふれており、生理的に耐えられないこともあります。

不登校にならないような環境を作ることが大事ですが、発達障害で不登校になってしまう子どもには、本人が安心して過ごせる場所、逃避しなくてもよい環境を提供することが大切です。そのためには、現在通っている学校や教室でないところへ移ることをすすめることもあります。

4　発達障害と遺伝

◆発達障害には高い遺伝性があります

◆事例G

お父さんもADHDであったG君

G君は9歳で体格の良い小学3年生の男子です。

近所の小児科でADHDという診断を受け、メティルフェニデート徐放剤（コンサータⓇ）を処方されていますが、不眠の副作用があったため紹介されてきました。

G君は両親と妹の四人暮らしですが、お母さんの話から、診断は受けていないものの、お父さんもADHDの可能性が高いと考えました。お父さんも子どもの時から、忘れ物が多い、多動性、衝動性があったということです。現在は、大人を対象としたメンタルクリニックなどの精神科でもADHDの診断を行うことができますが、その時には、本人の子どもの時の様子を詳細に確認する必要があります。

！G君の診察では、本来お父さんは相談対象ではありませんが、G君のお父さんがADHDであるという可能性もふくめて相談をしました。

G君は学校で集中が続かず落ち着いていられないのを注意されることが多いのですが、本人としては自然とそうなってしまうのでした。内服薬治療後は、G君はその行動について自覚するようになりました。一方で、学校の成績もよく学校は楽しいと答え、また診察室の中でも、お母さんとの話の途中で口をはさんだり、落ち着かず常にそわそわしたりしているものの、「天真爛漫なやんちゃな子」という印象でした。けれども、お母さんはG君の多動・衝動的な行動だけでなく、G君とお父さんの関係を心配していました。G君のお父さんは、日ごろからG君を叱りつけることが多く、時には叩くこともありました。G君はお父さんに恐怖心を持っており、お父さんから叱られると、しばしば体調不良を訴えることがありました。G君のお母さんは、息子と父親の関係を小児科医には相談することができませんでしたが、私が「お父さんの様子はどうですか？」と質問したところ、お母さんは一気にその悩みについて話を始めました。

小児科の先生は忙しく、父親との関係についても相談することはできなかったということです。しかし家族に発達障害の人がいるかどうかで、対処法が異なってきますし、G君のお母さんが、息子と父親、家庭で二人のADHDのある人への対処をするのは本当に大変なことです。このような環境でお母さんを励ますだけでは、お母さんのストレスも増大するだけです。

次の診察の時には、お父さんにも同席いただくようにすすめ、お母さんには今までどおりにG君と接するように説明しました。学校は、G君は楽しいと感じているものの、クラスメートは体の大きなG君が予測不能の行動をとることを怖がり、担任の先生も対処法がわからず苦労しているようなので、内服薬をアトモキセチン（ストラテラ®）という別の薬に変更しました。

診察時にお父さんと話をしてみました。自身も子どもの時にG君と同じような行動をとり、自分の父親に叩かれていたこと、お父さんは、このままではG君の将来が心配だが、どう対応してよいかわからず、ついつい叱ってしまうと話をしていました。両親とG君三人がそろったところで、お父さんにはG君に、①細かなことはできるだけ注意しない。②できたことをほめる。この2点を約束していただきました。次にG君の目標として、①妹をいじめない（G君自身はおもしろくてちょっかいを出す程度の認識しかないようでしたが）。②持ち物を投げない。この2点を絶対に守ることとして、できたことはプラスのポイント、守れなかった時はマイナスのポイントをつけて、次回の外来まで、できるだけ多くのポイントを獲得するように促しました。

G君の両親とも理解力のある方で、このような対応法で、G君の家庭や学校での適応もよくなり、父子関係も改善しました。すべてのケースでこのようにうまくいくとは限りません。それぞれを中心に相談できるよう、付き添いの大人の方には別の医療機関に紹介受診をすすめることもあります。

子どもに発達障害がある場合、家族にも発達障害があることは珍しくはありません。発達障害の特性が子どもに伝わる可能性は50％程度という報告もあります。

診察時にお子さんの様子を尋ねたとき、お父さんお母さん自身にもお子さんと同じような特性が見られることを経験します。例えば、次のようなことです。

○こだわりが強い、説明の細部にこだわる
○コミュニケーションがとりにくい、質問するとその真意が伝わりにくい
（たとえば、近所の人が騒がしいというので、「どんな人ですか？」と尋ねると「田中さんという人です」など答える）
○注意が散漫になりやすい、自分の話を一方的に続けて次々に話題が変わる

お父さんお母さんが診断を受けておられず、発達障害を自覚していない場合でも、私たち医師はその可能性を考えて、説明や育児のアドバイスを行うように心がけています。ケースに応じて、大人の発達障害を診察できる他の先生を紹介することもあります。

お子さんの診察の際には、お父さんお母さんの他に親類の方にも同席していただき、診察の経過の中で、家族の発達障害について話をすることもあります。G君の場合はお父さんに同席をお願いしましたが、お父さんの特性をふまえて助言できたことでG君は落ち着いて生

活できるようになりました。

子どもは養育される環境によって、発達障害の特性の表われ方も違うものになります。子どもの行動を制限したり、つよく叱ることが日常的になると、子どもの心を委縮させてしまいます。お父さんお母さんに発達障害があったとしても、その特性を知って受け止めることができていれば、子どもの発達障害についても、よりよい対応の方法を考えることができるようになります。

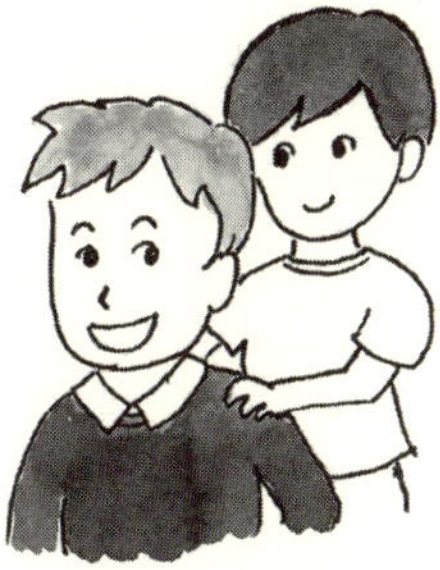

5　発達障害と似た行動をとる子どもが増えている⁉

◆原因がわかれば改善できる症状について

発達障害の子どもに見られる特徴的な症状は、じつは発達障害の子どもだけに見られるものではありません。ここでは、発達障害と判断されがちな子どもについて、ごく簡単にお話いたしましょう。

●愛着障害

親子関係がうまく作られずに成長した子どもの場合、さまざまな対人関係、社会生活に困難さが生まれます。親（養育者）と子どもが情緒的にうまく結びつくことができずにいると、お互いに愛情や信頼をもって接することができなくなってしまうのです。このように、乳幼児期に養育者との愛着関係が形成されなかったことによって起こる障害を「愛着障害」と言いますが、愛着障害の子どもにも、発達障害の子どもと類似した様子が見られることがしばしばあります。愛着障害は、安心して頼ることのできる特定の人物の存在があれば、乗り越えることができます。ただし、これは簡単なことではなく、信頼関係を築くことのできる人との出会いや時間が必要となります。

●テレビとパソコンが及ぼす影響

乳幼児期にテレビやビデオに長時間接することは子どもの発達に好ましくないことを、小児科医が指摘してきました。さらに最近では、パソコンやスマートフォンが普及して、乳幼児期からインターネット環境に接することが当たり前になってきました。

国立病院機構仙台医療センター小児科医の田澤雄作氏は著書『メディアにむしばまれる子どもたち』（教文館、二〇一五年）の中で長時間メディアに接する子どもについて以下のように述べています。

3歳前後の子どもの「言葉の遅れ」や「キレる・暴れる」などの問題行動には、養育環境が大きく関与しています。主な原因は、「映像メディア漬け」と「睡眠障害」です。大人は子どもに映像メディアを与え、「楽しかろう」「集中力が鍛えられる」、あるいは「子守に便利だ」と勘違いします。しかし、映像メディアと向きあった子どもは決して「楽しさ」

や「感動」でいっぱいな時間を過ごしているのではありません。単に「興奮」のうちに時間を浪費しているだけ、あるいは、集中力も想像力もほとんど使うことなしに、目と指を動かし、ただ呆然と「見ている」だけです。こうした養育環境は、言葉の発達を損なうだけでなく、親子の絆を紡ぐための時間と空間を奪います。（96－97頁）

このように、長時間メディアに接する子どもは「言葉が遅い」「コミュニケーションがとりにくい」「攻撃的な行動をとりやすい」などの特徴があることを多くの小児医療関係者は実感しています。実体験の乏しさによる精神発達の遅れだけでなく、脳の発達に影響が出ていると考えることもできます。一方、このような特徴のある子どもが、発達障害のある子どもととらえられることも、少なからずあるのです。

●慢性的な睡眠不足

日本の子どもは、世界で最も睡眠時間が短いと言われています。大人社会も睡眠については無頓着で、子どもを早朝から部活や学校行事に参加させたり、夜遅くまで塾に通わせたりすることを、子どものためだからと思ってやらせていました。けれども、必要な睡眠時間や睡眠のパターンには大きな個人差があることがわかってきました。質の良い十分な睡眠は子どもの発達を促しますが、逆に十分な睡眠がとれないと、発達障害のような症状が見られることもあります。

このように、後天的な要因で、発達障害に類似した行動特性をとる子どもについて「後天性発達障害」「つくられた発達障害」などといった表現がなされることもあります。確かに症状だけで区別することは難しいのですが、その理解も対応法も異なりますので、関係者のより慎重な聞き取りや、専門医による診察が必要です。

発達障害の子どもの特徴は、家庭であれ、幼稚園であれ、公園であれ、すべての場所でその症状が見られることにあります。ところが、家庭だけ、幼稚園など一か所だけでのことであれば、その場の環境に問題があることになります。たとえば、教師などその子に細かい指示をだす大人と相性が合わない、いじめっ子がいるなど。そういった原因が取り除かれたり改善されたりするだけで、発達障害と思われるような症状が改善することがあります。

まとめ

家族や支援者が発達障害の子どもを受診させる目的は、専門の医師の診断を受けたいということが多いのですが、実際専門的に診てみますと、発達障害に伴うさまざまな症状が、学校生活や日常生活を困難にしていることがあると言えます。逆に不登校など不適応症状があり、医療機関に相談したところ、はじめて発達障害と診断されることもあります。ところが、専門家のいる医療機関は診断予約が先までいっぱいで、いちど受診できても、その後の相談は、地域の療育センター、教育相談機関などの医療機関以外か、かかりつけの医師に託されることになります。事例でも紹介したように、スムーズな支援にはまだまだつながっていないようです。

それぞれの人にとって、現在もっとも支援を必要としているのは何であるのか、生活の中で工夫できるポイントはあるのかを把握することが重要です。

第3章

乳幼児期に発達障害はわかる？

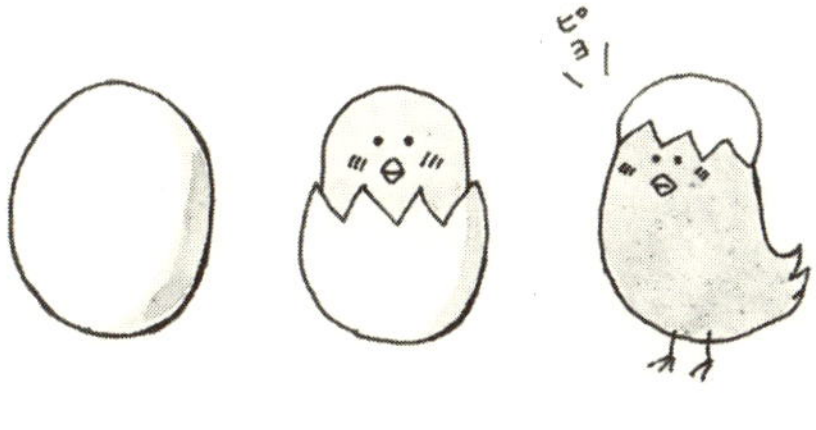

session 3

1　発達障害の特性は乳幼児期に明らかになる？

◈運動機能の発達と脳の成熟には個人差があります

第1章では、発達障害の人に見られる特徴について説明しました。これらの特徴はいつから見られるのでしょうか？　生まれながらにして備わっている素因（生得的と言うことがあります）を考えれば、生後の早い時期から見られるものです。しかし、「相手に合わせたコミュニケーションをとること」「友だちと仲良くすること」「注意すべきこと、注意されたことを実行できること」「よく考える前に衝動的な行動を起こさないようにすること」「読み書き」などがうまくできないという発達障害に特徴的な症状は、発達障害の有無にかかわらず、すべての就学前の子どもにとって、まだまだ習得できていないことが多いものです。

子どもの発達を医療機関や保健センターで確認する時には、一般的に「運動発達」と「精神（知的）発達」に分けて評価する方法が用いられています。子どもの発達は、大きな運動から指先を用いるような細かい運動へ、動く・食べるなどの比較的簡単な行動から、絵を描く・人と会話するなど複雑なプロセスを経た行動へと進みます。その結果、子どもの発達は運動発達が精神発達よりも先に見られることになります。

運動発達の中でも、「座る」「歩く」などの大きな運動については、問題なくできるかどうかということは、遅くとも満1歳までには明らかになります。一方、「積み木を重ねる」「大人の絵をまねて描く→見たものを絵に描く」などの指先を使った微細運動や、「着替える」「おもちゃをかたづける」などの協調運動と呼ばれる細かい運動は、精神（知的）の発達と密接に結びついていきます。そのため、こうしたことができるか、できないかということは幼児期に明らかになっていきます。

精神発達の面では、旧来、自閉症と言われた子どもは2~3歳くらいまでに、次のような様子が見られました。

○言葉を使って話そうとしない、うまくお話ができない（言葉が遅い）
○自分の興味のあるもの、欲しいものを指差して知らせない（指差しができない）
○おもちゃで遊ばない、他者と交流しようとしない

しかし、発達障害の子どもの多くにはそのような様子は目立ちません。一方、「注意を払

う」「よく考えて行動する」「学習する」「仲間関係を築く」などがうまくできない子どもがいても、発達障害によるものなのかどうか、5～6歳の幼児期のうちに判断することはできません。なぜなら、それらの症状は前頭葉の発達と強く関連しており、前頭葉の発達が完成する7歳以降になるまで、わかりにくいからです。

医療や保育、心理関係者は、さまざまな尺度（評価方法）を用いて、発達の遅れや障害の有無について、その兆候をできるだけ早期に判断しようとする傾向があると感じます。けれども、3～5歳の子どもについて、いまその子に生じている単純な発達の遅れではなく、将来予想される、社会性の困難さを予想するということは、簡単にできるものではありません。

精神医学の世界では、「発達障害」の概念は変化しており「神経発達症／神経発達障害」という名称に変わってきました。ここで、発達障害を理解するには避けて通れないポイント、人間の発達についての基本事項について、きちんと把握しておくことが重要だと思いますので、簡単にお話させていただきます。

●人間の発達と脳の成熟

人間の発達は極めて独特なものです。霊長類は、幼い間は親が寄り添って育てています

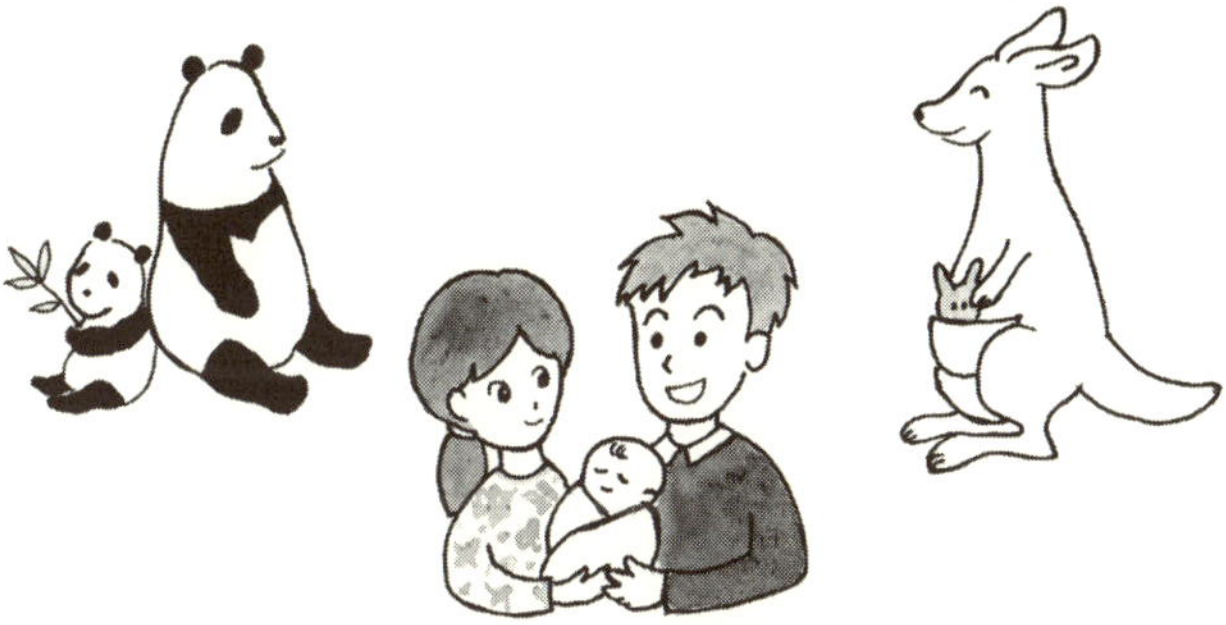

が、人間は霊長類からの進化の過程で、脳、特に「前頭前野」といわれる部分を格段に発達させてきました。前頭前野の発達により、自己意識、将来の予測に基づく行動、主観的な価値観など、人間独自の精神機能を持つようになりました。前頭前野の機能は7～20歳にかけて成熟していきますので、それ以下の年齢の人間の精神機能は未熟であり、その言動は「子どもらしさ」として観察されます。そのため、どの霊長類よりも親が育てる期間が長く、生涯に対して養育されている期間の割合が多いということになります。

前頭前野の機能が成熟するまで、子どもは守られた世界で、自分の欲求を満たしながら発育していくことが必要です。たとえば、生まれた直後の新生児は30センチメートル以内のものしか見えませんし、見えたものに焦点を合わせて認識することもできません。その距離の中に養育者がいて、自分を守り要求を満たしてくれることで安心することができます。母親が視界に入らないとおっぱいも探せないため、泣いて自分をアピールし、母親がおっぱいを近づけてくれるのを待ちます。赤ちゃんは発達に伴って自分から視線を合わせることができるようになりますが、その時に親が自分を見つめてくれることで、安心感を得ることができます。視線を合わせ見つめることで安心するのです。

ただし、母親一人が子どもと常に一緒にいると母親が何もできなくなります。そのため、人間は、同じように視線を合わせて安心感を与えてくれる家族や仲間がいるコミュニティーをつくり、子どもを一時的に預けるなど他者の援助を受けることを可能としました。一部の動物も親以外が子どもを育てることがありますが、種の生存・維持のために独自の進化をとげてきた結果なのでしょう。

人間は、他の霊長類と比べて、最も未熟な状態で生まれてきます。一人歩き、上手に物がつかめるようになるまでには約1年かかります。歩けるようになっても、周囲の状況の変化や危険物などがわかりません。このときに、自分を守ってくれ、お腹がすいたら食べさせてくれるなど、自分の要求を満たしてくれる養育者の存在は非常に重要です。私は、就学前の子どもは、運動機能と精神（知的）機能のアンバランスが目立つ時期と解釈しています。この時期の子どもの、「物をひっくりかえす」「びっくりして飛び出す」「自分の要求が満たされないと乱暴する」などは、自分がとった行動の結末を予想することができないために生じる行動、すなわち発達的には当然の現象と言えます。幼児期までの子どもの安定した育ちには、これらの行動が認められ、失敗しても見放さない養育者の存在が重要です。そしてその後、前頭前野の機能が順調に成熟するには、乳・幼児期に、安心・安全な環境で育つことが発達の基盤として重要なのです。

周囲の大人は、子どもの「落ち着きがない」「環境の変化に耐えられずわがままを言う」「他人のことが視野にない」などの様子を見て、発達障害ではないかと考えます。しかし、これらの言動は程度の差はあれ、前頭前野の発達が未熟な幼児期には、どの子にも見られるものです。それに加えて、大人が自分の主観や経験則で心配することもありますので、特異的な問題があるかどうかの判断は難しいのです。

発達障害では、知的障害や運動機能障害を伴わない人が大多数であることが明らかになってきました。それらの人の症状は、単に運動、発語、記憶などの問題だけではなく、先ほど述べた前頭前野の機能と密接に関連する、自己認識、判断、意思決定、将来の予測などの能力に何らかの不具合があるのかないのかによって判断することになります。

第2章5節で触れましたが、養育環境に問題がある愛着障害の子どもの言動は、発達障害と同じように見えます。なぜなら前頭前野が成熟するための環境が整っていないことが要因となるからです。さらに、事故などの外傷や特殊な病気のために、似たような症状を起こすこともあります。こうしたケースは、原因が取り除かれることで症状が緩和・改善されるものですので、症状が似ているものすべてを発達障害と考えるのは早計です。

発達障害は生まれながらに脳機能に何らかのアンバランスあり、診断できるまでに時間がかかることと、診断には専門家による慎重な判断が求められることを理解していただきたいと思います。

核家族化、少子化が進む前までは、大家族、コミュニティーの中で子どもを育てることが一般的でした。先ほども述べましたが、親だけで育てるのは親が疲弊し無理なことですので、進化の段階で他者の援助を受けることを可能にしてきました。ただし、親自身がコミュニティーの中にいることができないと、子どもに安定して向き合うことも、子どもを預けることもできません。さらには、親自身が前頭前野の機能が成熟し、自分自身を肯定し、子どもの要求に安定して対処できる状態でなければ、子どもを支えていくことに困難が生じてしまうのです。

2　発達障害の子の支援は家族を支援することから

◆より強い育児への負担感を軽くするために

日本では、世代間や立場によって「子育て」についての認識が違うように思えます。いわゆる団塊の世代の人たちは、きょうだいも多く、家族や地域で協力して子育てを行ってきました。ところが現代の若い世代では、経済的な問題、仕事との両立、育児への周囲の協力体制の少なさから、子育てに少なからず不安を感じています。行政や福祉に携わる人たちは、少子化対策という視点から子どもが増えることを望んでいますが、一方で子育て支援に直接関わる、保育、保健、心理分野の人は、最近の「子育てしづらい環境」を実感しています。

このような背景のもと、子育て支援に関わる職種の方々や研究者の間で、「発達障害と虐待」という問題について、議論されるようになってきました。虐待を引き起こす要因として、次のようなことが挙げられています。

○発達障害の子どもは育てにくいと思われていること

○周囲の人間はもとより、親自身が子どもの抱える特性を理解しにくいこと
○子どもの問題行動は親の責任に転嫁されやすいこと
○日本人は集団から外れる傾向のある子どもたちに対して寛容ではないこと
○親自身も発達障害の特性（遺伝的な背景）を持っている場合もあること

いずれの要因も、親が育児の負担感を増す原因になっていることは想像するに難くありません。一方で、親の負担感を軽くするのは容易くないのも事実です。そもそも虐待とは、「親の負担感が強い」だけでなく、「育児で得られる満足感」や「安心して育児ができること（周囲の協力体制）」とのバランスが取れなくなって起こると言えます。こうしたバランスの崩れの程度はケースによってその差が大きいものの、親の負担感を減らし、かつ、育児の満足度を高められるように協力体制を整えることが重要です。

お母さん一人に子育ての負担が集中しないようにするためには、何と言ってもお母さんをサポートしてくれるパートナーの役目が重要です。お父さん（パートナー）が協力的であれば良好な養育環境が得られますが、外来で相談を受けるのは、協力する人がいない方や、離婚して母親が一人で子育てしているケースが多いのも現状です。

もうひとつ重要なことは、ASDの特性のある人は、うつ病を発症しやすく、子育てが困難になりがちなことです*（はっきり診断をされていない場合が多くあります）。こうした家族の育児の負担感が、うつ病につながらないように配慮することも重要です。

第2章3節のG君の事例のように、子どもがADHDである場合、お父さんもADHDである可能性が高くなります。お父さんは子どもの不注意や多動性・衝動性を見ると、激しく叱責したり、時には暴力的になることもありますし、子どもの行動をお母さんの育児姿勢のせいにしてしまうことさえもあります。そのために、お母さんの精神的負担がさらに増えることがあります。それが積み重なると、夫婦間の葛藤が強くなり、子育てが原因となって離婚に至ることもあるのです。

発達障害の子どもへの支援は、同時に「家族支援を行うことである」と言っても過言ではありません。仮に第三者から見て、親の養育態度に問題があると思えても、遺伝的背景から同じような特性を親子で持っている可能性も考慮して、より適切な支援につなげていくことが重要です。

＊　アメリカのジョセフ・ピヴェンらの研究（一九九七年）によると、ASDの家族には、

診断基準は満たしていないものの、質的に親子に共通する認知上の特性があり、それを「幅広い自閉症の表現型」(Broader Autism Phenotype = BAP) と呼んでいます。こうしたASDと診断されてはいなくてもその特性のある人は多く、うつ病の発症が多いことを指摘しています。

3　早期発見が誤診や過剰診断につながっていませんか?

◆5歳児健診でわかることがすべてではありません

「早期発見」はもともと、発見が遅れると生命に関わる病気を、検診を受けることでなるべく早く発見し、「早期治療」を行うことを目指して始まったものです。先天性の子どもの疾病(病気)を対象とした場合は、「早期診断」という言葉も用いられます。

乳幼児の場合は、疾患(病気・体の故障)の早期診断だけでなく、発達の遅れを速やかに判断することを目指して、母子保健事業*として「健康診査(健診)」が行われています。けれどもこの段階で、第1章で述べた、自閉スペクトラム症(ASD)、注意欠陥多動性障害

（ADHD）、学習障害（LD）の大部分は、発達の遅れとして観察されることはありません。

そこで現在、日本全国の多くの自治体が満5歳の子どもを対象として「5歳児健診」を行うようになりました。発達障害を発見することだけを目的としているのではなく、子育てに関する親（保護者）の悩みや相談、以降の集団生活を子どもがスムーズにできるようにするためのひとつの手段として行われています。

＊母子保健……母と子の健康を保持・増進させることを目的とした活動とそれを扱う医学の一分野をさす（『世界大百科事典』第二版）。厚生労働省は、母子保健事業として、母子保健に関する原理を明らかにするとともに、母性並びに乳児及び幼児に対する保健指導、健康診査、医療その他の措置を講じています。

ここで発達の様子が気になる子どもと判断されると、心理職や保育職の人々は発達障害をスクリーニング（その可能性を選別）するいくつかの尺度を用いて発達を評価します。医師は第1章でお話した精神医学の診断基準に当てはめて、発達障害かどうかを判断します。その結果、小児科医から「発達障害の疑いがある」と告げられると、多くの場合、地域の療育

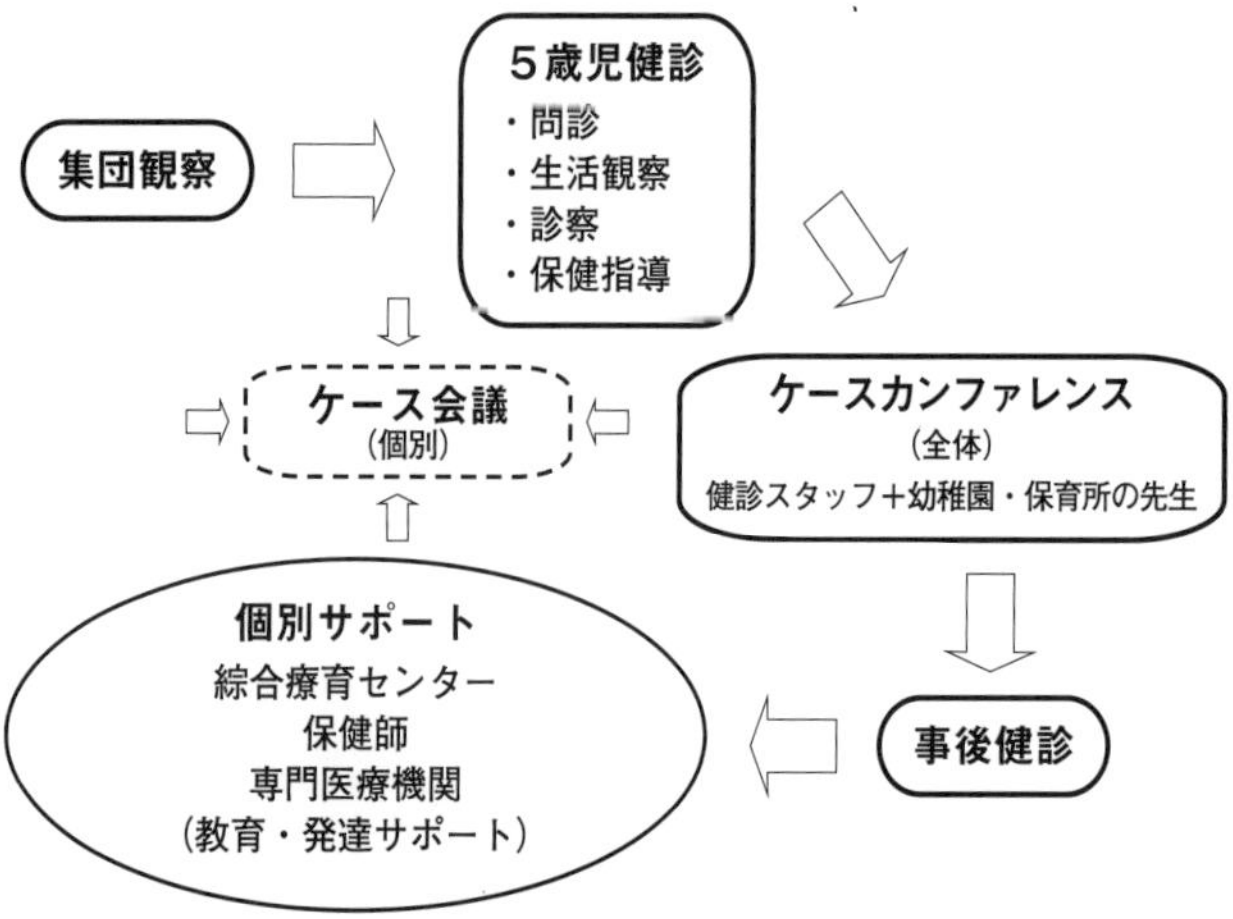

5歳児健診の流れ

センターと連携して、そこで発達支援の関わりを持ちながら、経過観察をすることになります。

ここで注意したいのは、診断基準は、発達障害を早期発見するために作られたものではないということです。あくまでも、「診断の精度を上げる」ことを目指したものだからです。けれども、見落としを避けるために、あいまいな状態であるにもかかわらず、「発達障害の疑いがある」と保育士や保健師の方から判断されることがあります。そしてその時に、5歳の段階でわかることは確定的なものではないため、この時期の医師の診断はあいまいなものであることの説明がなされないケースが多いということです。

このように、小児科医や地域の保健センターで取り組んでいる健康診査では、発達障害と診断できるかどうかわからない状態で、小児科医が家族や関係者に子どもの障害の有無を告げるという「過剰診断」がありうることをおわかりいただきたいと思います。それと同時に、発達障害と診断できる状態ではないのに「あなたのお子さんは発達障害の疑いがありますす」と言われた保護者の方や、実際に発達障害の支援を受け始める子どもにとっては、「不必要な診断を（誤診）された」ことになってしまうのです。

4　早期療育は本当に有効？

◈その子らしく生活できるかどうかが大切です

幼児期の健康診査で発達障害と診断されるか、その疑いがあると判断されると、地域での「療育」をすすめられることがあります。「療育」という言葉は、リハビリテーションに近い意味を持ちますが、日本独特のものであり、整肢療護園（現心身障害児総合医療療育センター）を設立した整形外科医高木憲次氏が初めて使用した言葉です。もともとは肢体不自由児（さまざまな原因で手足が不自由な子ども）が、社会に適応するための「訓練」とされていました。

肢体不自由のある子どもの場合には、骨が成長段階にあって関節が固まってしまう前に訓練を行い、動きにくくなるのをできる限り予防することは重要です。そうした点からも、療育をできるだけ早い段階で行う「早期療育」は大変重要なこととされてきました。

次第に「早期療育」そのものの対象となる子どもの範囲が拡大されていき、重症心身障害児（知的にも運動発達にも大きな遅れがある子ども）や知的障害児にも適用されていきました。北九州市立総合療育センター所長であった高松鶴吉氏は、知的障害児も含めて、「療育とは現在のあらゆる科学と文明を駆使して障害児の自由度を拡大しようとするもので、その努力は優れた『子育て』でなければならない」とし、「療育とは障害児の可能性の追求であるとともに、可能性の限界を知ろうとすることでもある。しかし、それでもなお、手を尽くすことによって障害児とその周辺に力強い安心をもたらすのが療育である」と説明しています。

この崇高な理念のもと、全国で療育が行われてきました。精神発達に関しての療育は、朝起きて、学校へ行き、授業を受け、帰宅するというように家庭や学校での規則正しい生活をするうえで、家族や集団と一緒に生活しやすくする効果はあると考えられます。また、療育のプログラムは、子どもたちが興味を持ち楽しく続けられるように工夫されています。大人から見て、一定期間、子どもたちがそのプログラムに参加し、適応があがれば、早期療育を行ってよかった、ということになるかもしれません。

ここで、「発達障害の子どもへの療育」について考えてみましょう。発達障害の子どもは、身体の不自由さはなく、もともと「発想や行動の自由度の高い子ども」と言うことができます。発達障害のあると思われる子ども、さらには発達障害の可能性があるのかどうか判断できない子どもについて、早い段階から社会への適応力をあげるということは、その子の幸せにつながるでしょうか。

子どもにとって幼児期は生きる土台を作る大切な時期です。未確定な要素が多いうちから大多数の人に合わせることを目的とした指導を行うことは、子どもがその子らしく生活することで育まれる力を獲得する妨げになることもあるのです。子どもはそれぞれに成長するスピードが違います。周囲の子どもと同じように同じことができることが、すなわち子どもの健やかな成長というわけではありません。

療育は不安を抱える親にとって「力強い安心をもたらす」ものであり、子どもが安心して生活するのを支えるものではありますが、早期療育が長い目で見てその子の社会性を育み、自立に役に立つものであるかという点で、メリットだけでなくデメリットもあることを知っておいていただきたいと思います。

5 保護者を育児不安に陥らせないために

◆支援する方々に気をつけていただきたいことがあります

先はどの療育の理念である、「優れた子育て」「力強い安心をもたらす」ことについてもう一度考えてみましょう。多くの情報にふりまわされて過剰に心配をしている方、自分自身はさほど心配していないのに周囲の人から「早く相談した方が良い」とすすめられる方、子どもとの関わり方がわからず困惑している方など、保健センターや医療機関を訪れる親の立場もさまざまです。

医師はどうでしょうか。限られた時間の中で、個々の親のニーズに応じた説明を行うには豊富な知識と経験が求められます。しかし、そのような熟達した小児科医は非常に少ないのが現状です。そのため、見落としを避けたいがために「療育を行いながら経過を見ましょう」という判断をしがちです。また、療育の必要な子どもを増やすことで、地域で立ち上げた療育システムを充実させたいという意識が働くこともあるようです。そして多くの場合、医師はそれぞれの子どもについて、日常の療育の様子や細かい経過を診ることは難しく、実際の指導は保健師、*保育士、*心理士*へ託すことになります。

　医療・保育の現場では、予備診察として、子どもの発達状態の確認が行われ、それをもとに、医師が診断を行います。保育士や保健師の中でも経験に乏しい人は、家族に対して規定通りに質問をし、マニュアルに基づく尺度を使用して発達状態を確認するのが精いっぱいで、具体的な説明は医師などの責任者に任せることになります。一方で経験豊富な人の中には、自分の経験を基準にして、子育てや療育の話をしてしまうことがあります。子育てに困難を感じている人、療育に疑問を感じている人に対して、その素晴らしさや重要性を得々と説明するだけで、保護者の抱えている疑問や不安を十分受けとめて対応できていないことも少なくありません。

　子どもの適応が表面的にでも改善すると、大人は「療育をやってよかった」と考えてしまうものです。けれども、限られた人数で対応している療育の現場では、子どもの個々のデリケートな状況把握まで行き届かないこともあり、さまざまな障害のある子どもたちに対して、みな同じように「こうしましょう」「このようなことはダメ」といったお決まりの指導になってしまいがちです。子どもが自由にしたい気持ちを制限されたストレスを家で表出させ、それを見た親が不安を募らせ、新たな助けを求めて精神科に相談へ来るケースがあります。親の困難さを増やさないために、医療・保育・療育に携わる方々には、発達障害を正しく知り、慎重になっていただくことが重要です。

＊保育士……国家試験に合格し、一般に保育所など児童福祉施設において子どもの保育を行う人。

＊保健師……看護師国家試験に合格したうえで、所定の保健師養成課程（一年以上）を修了し保健師国家試験に合格した人で、地域の健康教育・保健指導などを通じて疾病の予防や健康増進など公衆衛生活動を行う専門家のこと。

＊心理士と臨床心理士……「心理士」とは心理業務を行う人の総称です。「臨床心理士」とは、公益財団法人日本臨床心理士資格認定協会が実施する試験に合格した人のことですが、国家資格ではありません。現在その国家資格である「公認心理士」を認定する準備が進められています。

6　スペクトラム――拡大する発達障害の概念

◈発達障害の症状はじつに多様です

　大人が問題と感じるような子どもの行動も、みな同じことをしているように見えて、それぞれに症状や行動の要因となる環境・背景は異なります。たとえば、親に反抗する行動が単に甘えたいだけなのか、親と駆け引きしているのか、意図的に親を困らせたいのか、動機はさまざまですし、幼くて実体験が少ない、親との関わりが適切でないなど、本人の逸脱行動の背景はそれぞれにあるのです。

　物理学や数学分野で使われてきた「スペクトラム（Spectrum）」という言葉があります。最近では、医学の分野でも「スペクトラム（連続体）」という概念が生まれてきました。第1章4節でも触れましたが、このことについて少し説明をしましょう。

　どの専門家が見ても典型的な発達障害の特徴があれば、発達障害と診断できることもありますが、専門家の判断が分かれることもあります。こうした特徴があいまいな人を、はっきりと線引きすることはできません。スペクトラムとは「線引きができない」連続したものと

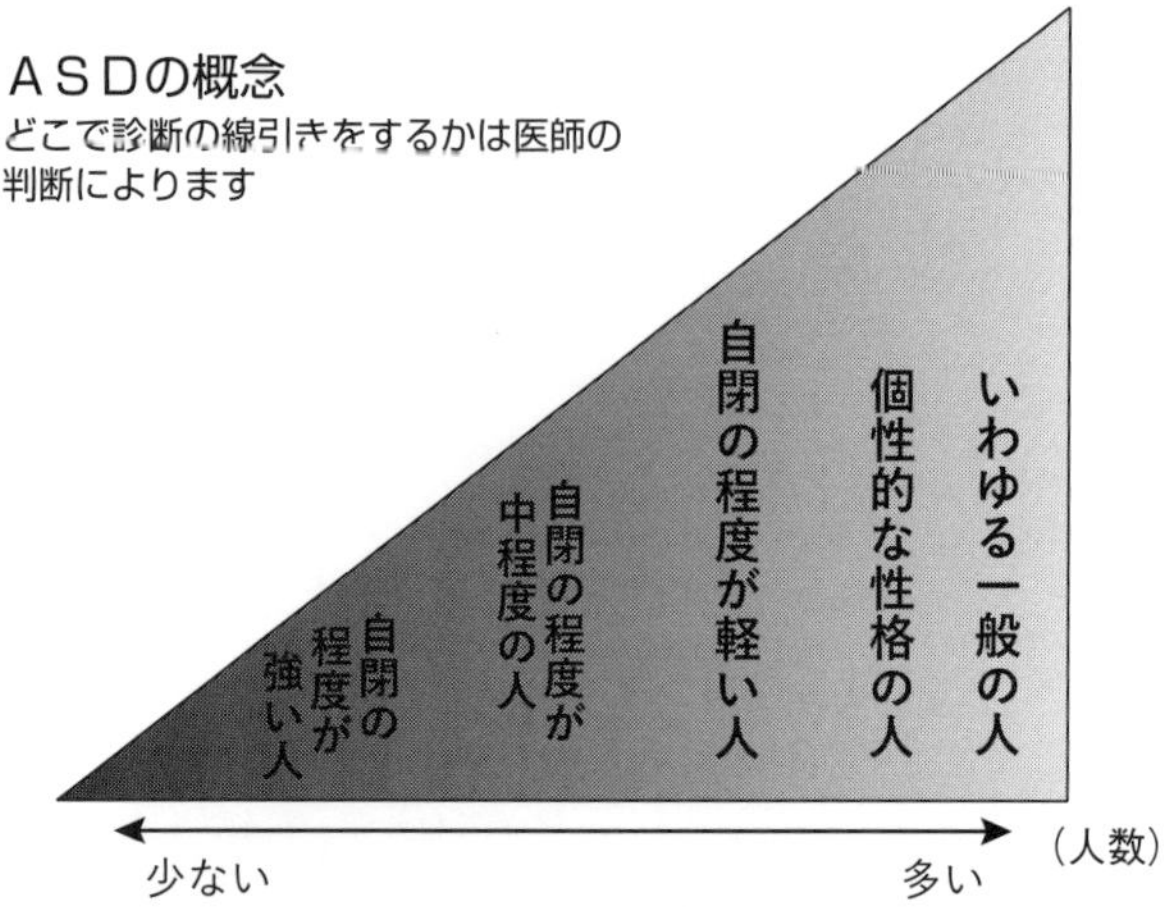

どこで診断の線引きをするかは医師の判断によります

いう意味で用いられています。同じ発達障害であっても症状は多様で幅広く、一様な理解や対応は困難であるという考え方もできます。

ところが医師は、診察の場では線引きを行うことも求められます。投薬などの治療を行ったり、診断書など公的書類を書く必要もあるからです。医師の中には、あえてスペクトフム症（発達障害と診断可能）とスペクトラム（はっきり診断できない）とを使い分けている人もいます。

一般社会では、発達障害の名前が浸透し、医師の用いる診断基準のようなチェックリストが入手できるようになり、どんどん診断のあいまいな範囲が広がり続けているように思います。医師の中でも、自分は注意欠陥多動性障害（ＡＤＨＤ）タイプだ、あの先生は自閉スペクトラム症（ＡＳＤ）タイプだな

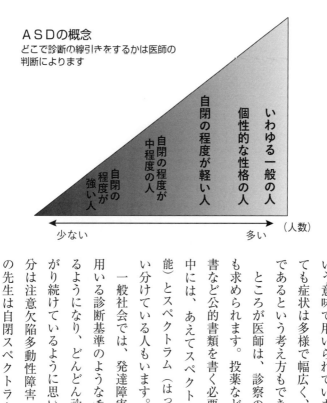

ど と、興味本位で語る人もいます。

もともとのアメリカ精神医学会の診断基準は、診断の正確さを目指すものであり、「個性」の範疇《はんちゅう》で留まる人と障害と診断ができる人の線引きの目安を示したものです。そのため、仮の診断を行い経過で分類する方法では、年齢が上がるにつれて診断名が変わることもあります。

一方、発達障害の支援の目標は、診断基準に該当する（線引きの内側の人）発達障害の人が発達障害のことを個性と言えるくらいに、本人も周囲の人も安心・安全に生活できるよう環境を改善することです。安易な診断テストや、誤った認識の広がりにより、真に支援が必要な発達障害の人が何に困っているのかを周囲が把握しづらくなることは避けなければなりません。

7　情報過多による混乱を避けましょう

◆本当に必要な情報を得るためのポイントは？

現代では、インターネットで簡単にさまざまな情報を検索・取得することができるようになりました。「発達障害」という言葉が広く使われるようになり、身近に「発達障害かもしれない」と思い当たる人がいるのを経験することもあると思います。気になった場合、発達障害について、インターネットで調べてみるでしょう。そのこと自体は、何ら問題がないことですが、インターネット上に挙げられている情報には十分注意が必要ということを忘れてはいけません。

まず、インターネットで「発達障害」について検索すると、莫大な数のウェブサイト（ホームページ）が表示されて驚くことになるでしょう。とても全部に目を通すことはできません。当然、ポータルサイトで上位に表示されたサイトから開いて閲覧することになりますが、上位に出てくるサイトが必ずしも正しい情報を紹介しているわけではありません。インターネットは専門家だけでなく、一般の人も手軽に自分のサイトを立ち上げ、自分の情報を

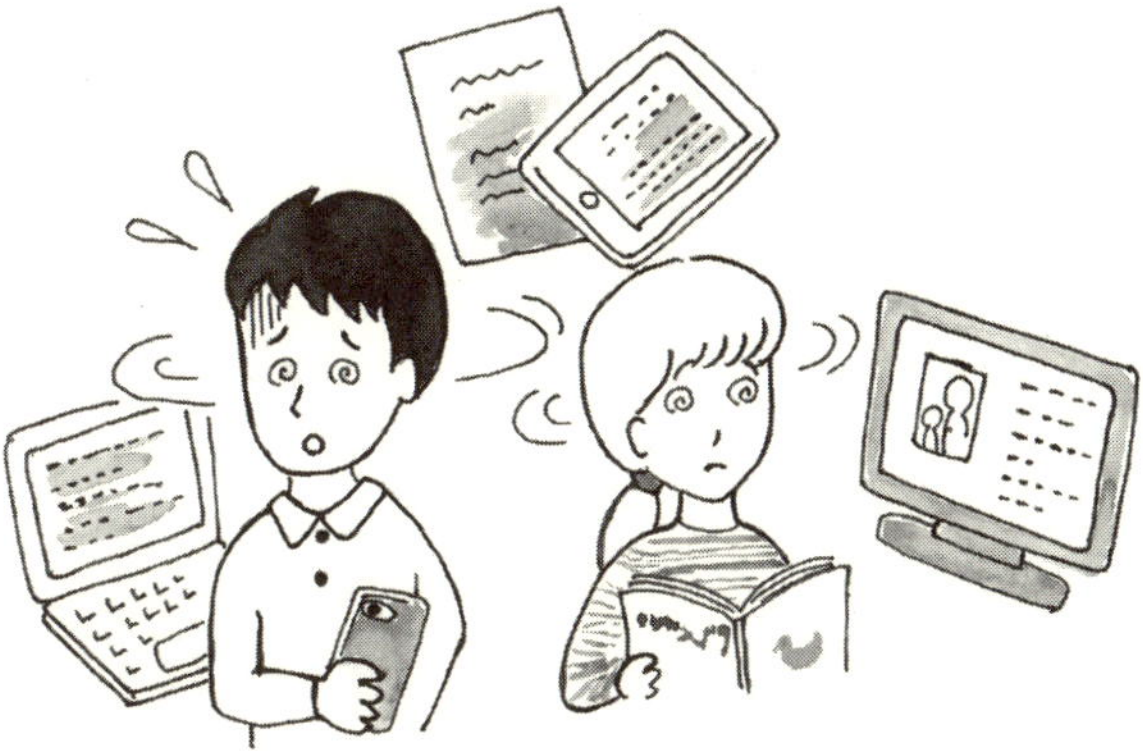

公開することができるからです。正しい知識を持っている人が内容をチェックすることなしに、生のままの情報が日本のみならず、世界に発信されています。そのため、どういう立場の人が、何にもとづいて情報を紹介しているか、信頼できる情報であるかを、きちんと見極める必要があるのです。

さらに、インターネットで出てくる情報が、身近にいる人や自分自身についての疑問に適切に答えてくれているのかどうかというのは、別の問題です。なぜなら、知りたいと思って調べた人が、保護者なのか、当事者なのか、教師・保育士・知人などの支援者なのか、さらにどのような生活環境にあるのかによって、必要な情報はまったく異なります。ところが、こうした個々に異なるニーズと関係なしに、インターネットはすべての情報がいっせいに紹介されており、そこから自分に必要な情報を選ばなくてはいけないのです。

これだけ多くの情報があふれている現在、何を信頼し、どのように活用したらよいのでしょうか？　そのウェブサイト（ホームページ）そのものの信憑性や、引用されている事柄が信頼できるかどうかについて、私は次の4点を確認するようにしています。

①タイトル
②記事の作成者（文責者）
③管理者
④作成日および、情報取得年月日

あらためて言うまでもありませんが、タイトルが、「すぐわかる」「絶対によくなる」「誰でもできる」などの場合、発達障害の多様性や個々の背景が無視されており、多数派に合わせている可能性があります。一方、文責者や管理者が、どのような立場の人なのかによって、調べている人のニーズに応えてくれるかどうかも異なります。また、書き手が当事者なのか、家族なのか、研究者なのか、支援者なのか、臨床経験の豊富な人なのかによって内容もおのずと異なります。自分に必要なサイトかどうかは、まず書き手を確かめることが重要です。そして、医学情報は日進月歩です。基礎的文献からの引用を除いて、長期間更新されていないサイトの情報は古くなっていることがあります。とくに、治療に関することや服用できる薬、あるいは公的な手続きなど、重要な事柄については、しかるべき機関の発表しているサイトを閲覧しましょう。

わかりやすく体験談が書かれたりしていて、疑問に応えてくれるサイトだとしても、鵜呑みにすることは危険です。たとえ同じ診断名であっても、他人の体験や情報がそのまま役に立つとは限りません。

なぜなら、発達障害は多様性に富むものであるからです。可能な範囲で、専門性のある人の意見を聞いてみることはとても大切です。その時にも、一般的な診断の話まで詳しく説明を受けると情報がいっぱいになり、混乱してしまいます。当事者であるその人のことについて、しっかりと相談するようにしましょう。対応の仕方や支援の方法など、いくつもの選択肢の中から選んだり組み合わせたりして、その人にふさわしいものを提示してもらい、その中で考えていくことが重要です。

8　ペアレントトレーニング（ペアトレ）の可能性とその限界

◆応用行動分析学に基づくプログラム

「ペアレントトレーニング」とは、知的障害やＡＳＤなどの子どもを持つ家族を対象にして、アメリカで開発されたプログラムのことです。家族支援の方法のひとつとして注目され、多くの書籍で紹介されています。

このプログラムの特徴を紹介しましょう。

①「子どもがとる行動には必ず理由があり、その結果問題行動が生じる」という「応用行動分析学」の考え方に基づいたプログラム。子どもの行動によりよい変化をもたらすことを目指して効果的な働きかけを工夫する、専門的な実践法

②単なる講義ではなく、実践（ワークショップ）やディスカッションを通して、参加した家族が子どものことや自分のことをふり返って話し、他の家族の体験談を聞くことによって、情報交換し、悩みや喜びを共有することができる

③1回で終了するトレーニングではなく、5〜6回程度連続して行われる

日本では、家族が日常生活の中で感じる「困り感」（子どもと接する、養育するうえで困難と思っていること）を軽減するためのプログラムとして、対象とする子どもの年齢や、発達障害のタイプに応じて、専門的な指導者育成のためのコースなど、プログラムの回数も少ないものから多いものまで、さまざまな工夫がなされて、独自に発展してきています。

その中で現在、最も多く行われているのは、小学生のADHDの子どもを持つお母さんを対象としたものです。家庭だけでなく、子どもが学校での集団行動に不適応を起こしてしまうと、お母さんの負担が大きくなり、支援の必要性も高まります。そうしたとき、ペアレントトレーニングで子どもへの具体的な対応法を学ぶことにより、お母さんが一人で負担を抱え込んでしまうのを回避することができます。トレーニングの実践については、いろいろな研究報告がなされて、医学的に一定の評価があります。

ただ私は、特にASDの子どもを対象としたペアレントトレーニングについて、疑問に思っていることがあります。同じ発達障害といっても、個々の多様性に加えて、家族関係にも多様性があります。環境や条件は一人ひとりでまったく違うことを忘れてはいけません。

発達障害はスペクトラム（連続体）であり、個性の範囲を超えて薬物治療や精神療法が必要な状況になった場合、医療行為の一環として連携した方法が求められます。

一方で、ペアレントトレーニングは応用行動分析学を基にした手法です。一部のペアレントトレーニングは医療機関で医師が監修しているものもありますが、民間レベルではプログラムを模倣して、研修を受けた心理士だけで行っているところも少なくありません。

実際私のところに相談に来られる方の中にも、ペアレントトレーニングを受けたけれども、うまくいかなかったという方が少なからずおられます。トレーニング後も親同士で情報交換を続けることにより、異なる環境での情報が増えてしまい、かえって、自分の子どもに関する心配が増えてしまう人もいます。そういったことも考慮に入れて、ペアレントトレーニングを支援方法のひとつとして、冷静にとらえることが重要です。

ＡＤＨＤにも多様性があります。たとえば合併症の有無によっても、支援は異なってくるのです。

9　診断はレッテル貼りではなく、支援ニーズを把握すること

◆「本当に必要な支援とは何か？」を忘れずに

発達障害かどうか、あるいはその中でもどのような特徴をもつ発達障害であるのかという診断は、言うまでもなく医療行為です。たくさん出版されている多くの発達障害に関連した書籍では、わかりやすく症状や特徴が紹介されています。行動や思考パターンの特徴がリストアップされているので、誰でも気軽に診断できるように思えてしまいます。

本書の読者の皆さんにはおわかりいただけると思いますが、発達障害の診断は誰でもできるものではありません。当事者の方や家族の方の状況をくわしく聞き取り、私たち専門の医師が診断を行うのです。その際注意が必要なのは、医師の方針や経験の違いが大きいこともしばしばあり、それが現在の課題となっています。

診察する側の私たち医師がしなければいけないことは、チェックリストを用いて、診断基準を満たすかどうか判断することだけではなく、当事者の人、そして家族がどのくらい日常生活に困難を抱えているのか、その困難を軽減するための方策、すなわち「支援ニーズ」の

必要性やその程度を把握することです。支援を行うには、連携が不可欠です。診断をするということは、当事者、家族、支援者、地域との連携も考えながら行うことが求められるのです。

そして、当事者の身近におられる支援者の方や、一般社会の皆さんには、「診断」は決して「レッテル貼り」ではないことを理解していただきたいと願っています。レッテルを貼ることは、判断をパターン化し、対応も画一的になりがちです。その結果、個性・多様性を軽んじることになります。目の前にいる「この人」の声を聴いて、その人が「必要としている支援を考える」という視点が欠けてしまうのです。

これは、発達障害の人の支援経験のある方によく見られることですが、自分の知っている範囲の知識をもとに、当事者の人を「ＡＳＤだから」「ＡＤＨＤだから」このように対応しなくてはと決めつけて当事者と関わったり、ほかの支援者に自分のやり方を押し付けたりしてしまうことがあります。ともすると、相手にとって本当に必要な支援になっていないことも多いということに気をつけて、対応していただきたいと思います。

第4章

年代別
支援実例集

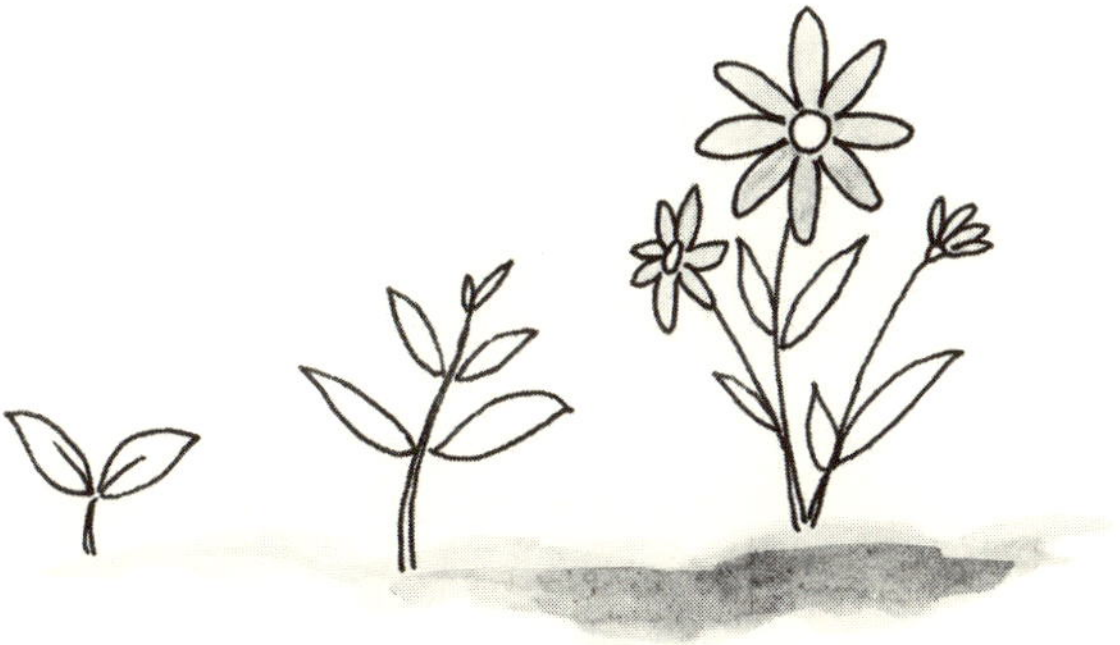

session 4

発達障害のある人への具体的な支援とはどのようなものでしょうか？
年代別にいくつかの事例を提示してみましょう。

1　幼児期編

◆H君、4歳男の子。夜長く寝ることができず家族が疲弊した事例

H君は、自閉スペクトラム症（ASD）の診断を近くの療育センターで受け、定期的に療育に通っています。H君は、夜、なかなか寝付けなかったり、朝早く目が覚めて動き回る、夜中に目が覚めて興奮するなど、さまざまな睡眠の問題について家族が悩んでいました。現在通っている療育機関では、医師の診察は不定期であり、担当の医師も交代することから、私の診察を受けにきました。

通常の発達であれば、3歳頃には睡眠リズムが確立します。幼稚園の年代であれば、一日の睡眠時間は10～11時間程度で、午後お昼寝をして、夜はまとまって睡眠をとるの

が一般的です。H君の場合、夜5時間くらいしか寝ないこともよくあり、昼寝をしない時と、逆に長くしてしまう時の差が大きいということでした。医師のすすめで、寝る前に入浴・軽い運動、親の添い寝など、いろいろ試したようですが、H君の睡眠の状況は改善しませんでした。

H君は睡眠障害といえます。このように、ASDの人は睡眠障害のある人が多く、ASDそのものの症状というよりは、合併症と考えた方がよいこともあります。また夜眠れないときに静かにしていることができないので、一緒に暮らしている家族全員の生活も乱れ、疲弊してしまいます。このような場合は、睡眠薬の使用をすすめることがあります。ASDのお子さんには、睡眠に関連した「メラトニン」というホルモンの分泌を調節する作用のある薬が有効なことがあります。H君もその作用のある睡眠薬で改善しました。

睡眠や食事などの生活習慣は、日常生活や学校生活を送るうえでの基本となることです。そのことに困難がある場合は、できるだけ早い時期に対策を考えるべきでしょう。

◆I君、5歳男の子。突然の音、光刺激でパニックをおこす。感覚過敏の事例

I君は、ASDの疑いがあると指摘されているものの、幼稚園の友だちとは遊ぶことができ、こだわりも特に強くないということで、定期的な相談は受けていないようでした。ところが、子どもの泣き声や犬の吠える声などが苦手で耳をふさいでしまったり、さまざまな色、とくに赤い色が点滅したり回転したりするLED看板や広告塔を見ることができず、外出する時に困難さがありました。

相談のきっかけは、幼稚園の通園途中に大きな駐車場があり、突然、出庫サインのランプがピカピカ光って、ブザーが鳴るのを嫌がって、逃げようと車道に飛び出し、危うく車にはねられそうになったからです。

I君のようにASDの人は、視覚や聴覚などで受けるさまざまな感覚刺激に敏感であったり、逆に、通常は強い刺激として感じるものでもほとんど感じないほど鈍感であったりすることがあります。ASDの人の場合は、第1章でお話した、脳へのインプットに関係した問題なので、容易に「慣れる」「訓練する」ということはできません。

配慮のいきとどいた病院の中でも、突然I君の苦手な音や光による刺激に遭遇するこ

郵便はがき

料金受取人払郵便

銀座局
承認

4146

差出有効期間
平成31年6月
30日まで

104-8790

628

東京都中央区銀座4－5－1

教文館出版部 行

◉裏面にご住所・ご氏名等ご記入の上ご投函いただければ、キリスト教書関連書籍等のご案内をさしあげます。なお、お預かりした個人情報は共同事業者である「(財)キリスト教文書センター」と共同で管理いたします。

●今回お買い上げいただいた本の書名をご記入下さい。

書名

●この本を何でお知りになりましたか

1．新聞広告（　　　）　2．雑誌広告（　　　）　3．書　評（　　　）

4．書店で見て　5．友人にすすめられて　6．その他

●ご購読ありがとうございます。

本書についてのご意見、ご感想、その他をお聞かせ下さい。

図書目録ご入用の場合はご請求下さい（要　不要）

教文館発行図書　購読申込書

下記の図書の購入を申し込みます

書　　　　　名	定価（税込）	申込部数
		部
		部
		部
		部
		部

●ご注文はなるべく書店をご指定下さい。必要事項をご記入のうえ、ご投函下さい。
●お近くに書店のない場合は小社指定の書店へお客様を紹介するか、小社から直送いたします。
●ハガキのこの面はそのまま取次・書店様への注文書として使用させていただきます。
●DM、Eメール等でのご案内を望まれない方は、右の四角にチェックを入れて下さい。□

ご氏名　　　　　　　　　歳	ご職業
（〒　　　　　　） ご住所	
電　話 ●書店よりの連絡のため忘れず記載して下さい。	
メールアドレス （新刊のご案内をさしあげます）	

書店様へお願い　上記のお客様のご注文によるものです。
着荷次第お客様宛にご連絡下さいますようお願いします。

ご指定書店名	取次・番線	
住　　所		
		（ここは小社で記入します）

とがあるのですから、まして街中では、衝動的な行動から事故を起こしたり、周囲の人に迷惑をかける心配もあります。I君の場合は、通園路を変えることが最も現実的な対処法でした。幸い、あまり遠回りにならず通園できるルートがありました。なるべく無理のない方法で、「不快な刺激を回避する」ことを最優先に考えることが重要です。

◆Jさん、6歳女の子。お弁当の中身が毎日同じという偏食の相談

幼稚園の卒園をひかえたJさんもASDと診断されているものの、定期的な受診はしていませんでした。「偏食が激しく、毎日同じものしか食べない。お弁当はいつも同じで、好きなものを我慢させて食べさせずにいると大騒ぎをする」ということで近くの小児科の先生から紹介されてきました。

ASDの子どもの偏食は、味、食感、匂い、色彩など感覚に関する過敏さと、こだわりが関係しています。Jさんはどのようなものが苦手なのかを確認しました。酸味のあるもの、赤い色、熟した果物の匂いなど、苦手なものが多くありました。またフライドポテトが大好きですが、特定の店のものしか食べない。家庭で食べられるものでも、幼稚園では食べることができず、お弁当の中身が同じになるなど、独特の「こだわり」と

関連することもわかりました。

一般的な指導方法としては、味付けを工夫して苦手なものを食べられるようにする、がんばったごほうびに好きなものを食べてもよいとするといったところですが、ASDのJさんには通用しません。「無理強いをしない」「好きなものは食べさせる」ことは大原則です。この大原則がくずれるとパニックを起こすこともあります。

Jさんの場合は、幼稚園のうちは同じお弁当を続けることにしました。小学校入学に備えて、どのようなもの、どのような状況であれば安心してものが食べられるのかを観察して、入学前に学校と相談することにしました。お母さんが困ったり不安になるとJさんも不安定になります。気長に構えることも重要であると助言しました。「無理強いをしない」という大原則を守りながら、食材の種類や、食べられる状況をすこしずつ増やしていくことを当面の目標としました。

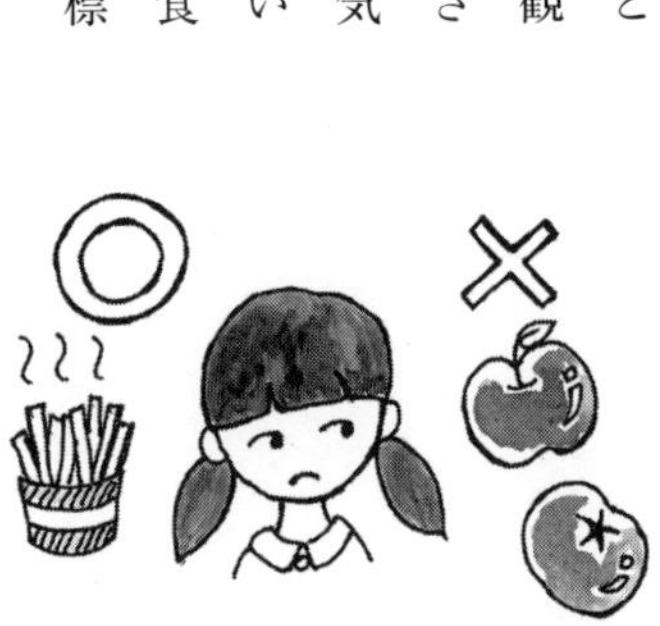

2　学童期編

◆Kさん、9歳女の子。急な予定の変更があるとパニックを起こす

Kさんは小学3年生で、学校でパニックを起こすということで近くの小児科の先生から紹介されました。以前から、休み時間に絵を描き始めると、それに集中しすぎて次の授業が始まってもやめることができない、急な時間割や行事の変更を受け入れられない、ひとつの問題につまずくと切り替えて次の問題へ進むことができない、ということがありました。小学2年生までは大目に見てもらえたのですが、3年生になり、担任の先生から注意されることが増えると、パニックを起こすようになり、教室を飛び出すこともありました。教室に入るよう促されるとさらに大声をあげてトイレに逃げ込むことがくり返され、やがて学校に行けなくなりました。

診察室で話を聞き、Kさんは診断は受けていないがASDであると考えました。お母さんには以下の説明をして承諾をいただきました。

①学校には診断名を伝えること

②登校するかしないかは本人の気持ちに任せること
③早い段階で通級学級（通級）の利用も検討すること

そして何よりも、ＡＳＤであることをふまえて、現在学校でできる配慮をお母さんと担任の先生、学校の管理者とで相談することをお願いしました。

Ｋさんは通級を週一・五日利用することになり、通級の先生が小学校と病院との間を連携しつつ、Ｋさんの学校での生活を整理してくれました。たとえば、Ｋさんが学校に行くと決めても教室に入ることができない時は、保健室に行くように促すこと。勉強でわからないところが出てきたら、いったんそこでやめて、家庭や通級、塾で個別に指導を受けるようにすること。パニックを起こしそうになったら、先生に言って一度教室を出て、収まったら自分で教室に戻ることなどです。その結果、以前と同じようにＫさんは学校に通うことができるようになりました。

◆Ｌ君、10歳男の子。薬物治療で自信を喪失した

Ｌ君はスクールカウンセラーからの紹介で受診した小学４年生の男子です。多動で診察室の中でも常にそわそわして、話の途中で会話に割り込んだかと思うと、待合室に忘

れ物をしたことを思い出し、何も言わずに部屋を飛び出すなど、典型的な注意欠陥多動性障害（ＡＤＨＤ）の症状がありました。学校でも家庭でも対応に苦労しているということで、内服薬での治療を行いました。すぐに薬の効果があらわれて、次の診察の時は見違えるように落ち着いていました。その様子を見て、お母さんも学校の先生も、そして同級生も驚いていました。

確かにＬ君の不注意、多動、衝動性は改善していました。さらに、同時にＬ君は過去を振り返るようにもなりました。自分は親に迷惑をかけていた、友だちに嫌われる理由がわかったと考えるようになったのです。家族や担任の先生は、薬の効果が出て、家庭や学校で指示に従うことができるようになったと受け止め、Ｌ君には、授業中に大人しくする、人の話の途中で口を挟まないなど、今までできなかったこともできるように目標を立てました。

診察の時、薬の処方に感謝するお母さんとは対照的に、いつになく元気のないＬ君の様子を見て、お母さんには外で待っていただき、Ｌ君から話を聴きました。予想通りＬ君は「がんばっても評価されず、次にはこれもできるなどと新しい要求が出てくる」と感じていたようです。しかしＬ君は、お母さんにはこのことを伝えないでと希望しました。

お母さんには内緒にしてというL君の気持ちをくみ取り、先生とお母さんには、まずはできるようになったことを認めてL君をほめ、次の目標はゆっくり決めていきましょうと助言しました。そして、診察時には毎回、お母さんに診察室の外で待ってもらう時間を設けて、L君の話を聴く時間をつくるようにしました。

◆M君、12歳男の子。吃音を見落とされていた

M君は小学6年生、ＡＳＤの男子です。集団行動が苦手、記憶力は優れているが読み書きが苦手、予定外のことが起こるとパニックを起こすことから、小学校入学前の就学相談でＡＳＤの可能性を指摘されていました。しかし、ＡＳＤの症状も強くなく、学習能力は通常クラスに在籍しても特に問題がないであろうということで、必要があれば通級やスクールカウンセラーと相談することになっていました。

その後、些細なトラブルはあるものの、特に通級利用やスクールカウンセラーに相談することなく小学6年生まで進級していきました。けれどもある時、家庭で楽しみに見ていたＤＶＤプレーヤーが故障し、まったく見られなくなったことで、近くにあるもの

を放り投げ、大泣きするということが起こりました。スクールカウンセラーに相談の結果、お薬が必要かもしれないということで、私の受診をすすめられたということです。

M君は、確かに予定外のことがあると混乱するというASDの特徴を持ち合わせていました。しかし同時に、緊張すると言葉を発することができない、「学校に行くと、つ・つ・つ・疲れます」という具合に、会話の途中で言葉がつっかえるなどの様子が見られました。DVDが故障した時も、家族に説明しようとしてもうまく言葉が出ず、説明できないもどかしさで、パニックに拍車がかかったようです。

予定外のことに対応できないのはASDの特徴ですが、M君のコミュニケーションがスムーズでなかったのは「吃《きっ》音《おん》」も関係していたようです。出だしの言葉をくり返す、言葉をかむことだけが吃音の特徴ではありません。「落ち着いて話をしなさい」という指示が本人の緊張を高めてしまい、逆効果になることがあります。言葉が出てこない時は無理して話さなくてもよいとし、話せそうであればうま

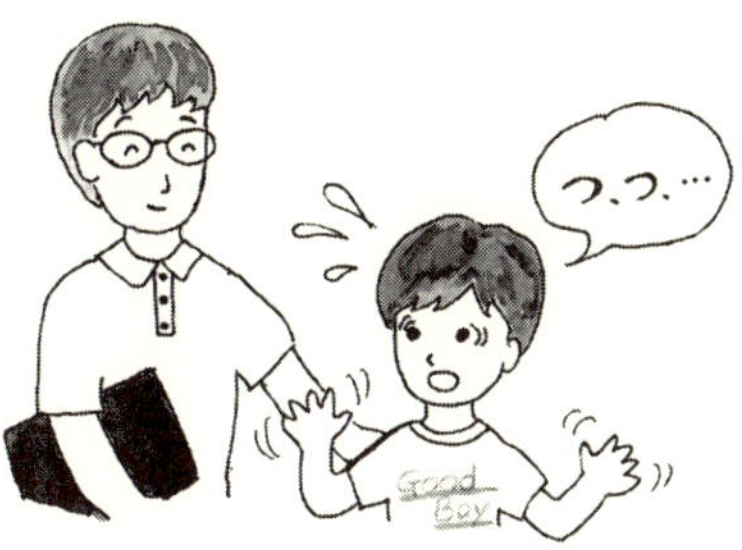

く伝わらなくても話をしてみる、皆がしゃべっているときに同時に話してみるなどの助言を行い、様子を観察することにしました。

3　思春期から青年期編

◆N君、13歳男子。中学で空気が読めないといじめにあった

N君はASDのある中学1年生の男子です。通常クラスに在籍していますが、学校にはN君がASDであることを伝えているため、担任の先生等の配慮もあり、大きなトラブルを起こすことはありませんでした。些細な心配事は外来での相談で解決していたので、診察は不定期でした。

バレンタインデーのできごとでした。チョコレートをもらいたいというのはどの男の子も同じでしょう。しかし、一般の中学生男子には、露骨な事前運動はしないという同級生間の不文律があります。けれどもN君は、チョコをもらいたい女子に、文房具やシールなどの小さなプレゼントをしたり、人気芸能人の名前で呼んだりして自己PRし

ていました。本人は一生懸命なのですが、クラスの男子や彼のお目当てでない女子からは、完全に目障りな存在になってしまいました。

当日、N君は一部の女子生徒からチョコをもらうことができました。ところが、もらったチョコレートを比較して、その中の一人に「これ義理チョコですか？」と言ったために不評を買い、完全に浮いた存在になってしまいました。

これを契機に彼はクラスの大半の生徒から、無視されたり、変人扱いされたりすることになりました。家族や担任の先生が心配していましたが、幸いにもN君は、いじめや無視をあまり気にとめておらず、いたってマイペースでした。しかしながら、今後のクラスメートとの交流については具体的な助言が必要です。そこで「事前運動」はやらないこと、「義理チョコ発言」など、言ってはいけないことについて、一つひとつを説明し、少しずつ対応の幅を広げることができるようにしていくことにしました。

◆O君、15歳男子。見た目と異なり神経質、うつ病を併発

O君はＡＤＨＤで定期的に通院している中学3年生です。小学校では通常クラスで通級を利用していたのですが、中学校では、無理に通常クラスに在籍しないで、自分の

ペースで勉強したいということで、特別支援学級に在籍しました。

体格もよく成績のよいO君は、支援学級の中では優等生となったようで、クラス委員に指名され、クラスでの発表も最初にすることも多く、運動系の部活にも勧誘されて、活躍が期待されているようでした。

一方で、O君はもともと人目が気になる、プレッシャーを感じやすい性格でした。通常クラスの時は目立たずにすんだものの、支援学級に入って、先生から期待されてしまったことが負担になったようです。仕事を分担しない同級生の行動をずるいと考えて、「学校に行きたくない」と訴え、不登校状態になりました。学校医の小児科の先生から紹介を受けた時には、眠れない、食欲がない、疲れが取れないという、うつ病の症状がありました。

まずは、数週間学校を休むよう手続きをし、学校にはO君がプレッシャーを感じていることを診断書で伝えました。そしてO君には抗うつ薬を処方しました。学校のO君への理解と配慮が進んだことで、O君は再び通学ができるようになり、お薬の治療も半年間で終了にしました。高校も支援学校への進学を希望しており、O君本人の希望で、投薬がなくても時々受診することになりました。

◆P君、17歳男子。大学進学にあたり発達障害の診断を受けた

P君は4歳の時から、かかりつけの小児科クリニックで週に1回ある、臨床心理士の先生の心理相談外来を受けていました。P君にはASDの特徴もありましたが、臨床心理士の先生は発達障害のことに詳しく、その都度相談することで、P君は高校まで通常学級に所属していました。

クリニックでの主な相談内容は次の通りです。

○幼稚園の時

音に対して敏感。クラクションや雷の音などの突発的な音、先生の怒鳴り声、喧嘩をしている場面に遭遇すると恐怖を感じる〔感覚過敏の問題〕

○小学生の時

予定の変更や、自分の決めた順番が変わるとパニックを起こす

同じものしか食べない、洋服も同じものを好む

一人遊びが好きで友だちをつくらない

宿題をするのに時間がかかる

○中高一貫校に進学した後

ひとつのことに過度に集中してしまう。嫌いなものは徹底的に避ける

電車に乗るという「プアーン」という警笛が鳴るかわからないため、電車を避けて、自転車かバスで移動している

学校での緊張感が強く疲れやすい

P君がはじめて私の外来を受診したのは高校3年生の夏休みでした。それまで臨床心理士や小児科医のアドバイスのもと、家庭と学校でも配慮を受けることができて何とか学校生活を送っていました。大学進学に際し、大学への個別配慮の手続きや、その先の就労を視野に入れて相談したいということで、紹介状を持ってきました。

P君のそれまでの経緯を見ると、ASDという診断はもっと早くできたと思います。しかし周囲の理解があり、診断を受けることなく、高校まで適応することができました。ただ大学進学となると、高校までと異なり、通学、授業、大学生活だけでなく、その先の就職活動を視野に入れて対策を考える必要があります。ゼミに所属すると、人との交流の機会も増え、ある程度親密な交流が求められるようになります。

P君の家族もP君がASDであることは予想していました。大学進学を機に診断を受け、「広汎性発達障害（ASD）」の精神障害者福祉手帳を取得して、社会的な支援を受けられるようにしたいということでした。必要書類の準備を進めるとともに、具体的な相談を行いました。

進学先は理工系学部を希望しているけれども、電車での長時間通学が困難なため、志望校は二、三の大学に限られること。受験で合格圏内であるかどうかに加えて、大学の「合理的配慮」がどの程度可能かも事前に調べておくことにしました。

事前に大学へ問い合せた点は、次の4点です。

①友だちとの交流を最少限とすることはできるか

②ゼミの担当教員には発達障害への配慮をしてもらえるかどうか

③P君の負担になるカリキュラムの変更の連絡や自主学習の免除（自分で課題を決めると細部にこだわり不安が強くなるため、課題を決めてもらうこと）などの配慮が望めるか

④発達障害の特性がある学生の就労について個別相談に応じてもらえるか

その結果、受験は一大学に絞ることになりました。高校からの推薦を受け、早目に進

学の準備を開始しました。P君には電車通学が負担になると思われましたが、家族が同伴すれば自宅近くの私鉄に乗ることはできました。志望大学もその私鉄の沿線にありましたので、一人で電車に乗る練習よりも、警笛が鳴った時の対処法について検討しました。電車の警笛は、踏切や急行電車が駅を通過する際、電車の接近を知らせるために鳴らすことがあります。そこで電車は各駅停車に乗ることにし、乗車中に警笛が鳴った時には次の駅で降りて呼吸を整えるということにしました。

P君はめでたく希望の大学に合格することができました。P君の場合、幼児期から大学進学まで問題なく過ごすことができ、かつ必要な時に支援を受けることができました。今後、大学生活や就職活動、日常生活でもいろいろな相談事がでてくるでしょう。

当事者や家族に「診断名を告知」することはデリケートな問題です。また学校や周囲の人に、どのタイミングでどのような説明をするかというのも難しいことです。P君の場合は、家族の判断で「診断」と「告知」の時期を大学進学に合わせることにしました。それまでに診断は受けていなくても、幼稚園の時からアドバイスを受けて、周囲の配慮を得ていたことが、新しい環境へのスムーズな移行につながったのだと思います。

4　社会人編

◆Q君　女性との交際に夢を抱く24歳

Q君は24歳の会社員です。Q君によると、大学で学校になじめず、大学から紹介された外部の心理相談室と近隣のメンタルクリニックに通い、ASDと抑うつ状態という診断を受けたことがあるということでした。卒業後無事に就職することもできましたが、Q君は、利用した出会い系サイトでトラブルがあり、そのことがきっかけで、父親に連れられて、心理相談室の紹介で受診しました。

Q君は、有名大学入学を機に一人暮らしを始めましたが、友だちができずにいました。その理由をQ君は、地方出身であるためと考えていたようです。就職した会社では、人と話をすることが苦手なため、人との交流が少ない部署に配属されました。Q君は大学でも会社でも、与えられた課題や指示を黙々と忠実にこなす、刺激の少ない日々を送っているようでした。

そんなQ君の大学の頃からの目標は、「都会的なセンスを身につけ、彼女をつくること」でした。Q君は対面して人と交流することが苦手なため、大学にいる間は、その願いはかないませんでした。就職後に出会い系サイトを利用して女性と知り合い、付き合うことになりました。2回目のデートでその女性は、Q君が資産家の息子で有名大学出身であることを知った途端、結婚をせまり、Q君のアパートにまで押しかけてきたそうです。次のデートの約束をするまで彼を解放してくれず、Q君は怖くなって父親に相談。アパートを引っ越し、携帯電話も変えたということです。

そんなことがあったにもかかわらず、新たな女性との交際を希望しているQ君のことを父親は心配していました。Q君は、自分の仕事や人生がうまくいかないのは、「素敵な女性との出会いがなかったことが原因」と信じているようでした。理想の女性は、女優Aのような、お姉さんっぽくて、きれいで優しくて、頼りになり、守ってくれる人だそうです。Q君の母親と妹は、どちらもテキパキとした性格で、Q君は自分よりも男性的ととらえているようでした。

Q君のコミュニケーションは、話すときに相手の顔を見ながら視線をそらさない反面、自分のことを見つめられるのは苦手。独特の甲高いトーンの声で抑揚をつけずに話し、話す途中で間違いに気づくと「もう一度」と言って最初から話し始めるという特徴がありました。Q君の話し方は、出身地の話し方とも全く異なる独特なものですが、Q君は都会的な話し方を身につけたいと考えていたようです。

医療機関では、恋愛のこと、コミュニケーションのことを具体的に相談するには限界がありますが、Q君の場合、一つひとつ対応をアドバイスする必要があります。そこでQ君には、まず少量の向精神薬の服用を提案しました。Q君は以前、薬を処方された時、抗うつ薬の効果がまったくなかったので、今回の処方にも疑問を呈しましたが、出会い系サイトに電話をかけたくなるなど衝動的な行動を起こしそうになった時、頓服《とんぷく》として飲むようQ君と付き添いの父親にも説明しました。

また、Q君の憧れる女性像、彼の「希望」については、Q君一人で考えるのではなく、父親に心理相談室と相談する形で今後の対応を決めていただくようにし、私のところには、外来受診時に報告してもらうことを提案しました。その次の診察の時には、Q君は頓服を用いることが比較的多かったということでしたが、それで衝動的な行動を抑制できたことから、普段から少量を内服することを私は提案し、彼は承諾しました。私にきっちりと報告することも、Q君はルールと考えているようでした。長い目でQ君の自立を支援してきたいと考えています。

◆R君、臨機応変の対応ができない27歳。見落とされていたASDの特徴

R君は、大学を卒業後、父親が経営する飲食店の手伝いをしている27歳の男性です。接客は苦手なので、清掃や経理などを担当していたということでした。臨機応変に対応ができないということがきっかけで、お母さんに付き添われて私の外来へ来ました。たとえば、ボールペンを買いに文具店に行き、同じものがなくて、どれを買ってよいかわからず何も買わずに帰宅する。牛バラ肉三〇〇グラム買ってきてとお母さんに言われ、店頭で量り売りを頼んだところ、「三〇四グラムでよろしいですか」と言われても自分で判断できず、携帯電話でわざわざ確認をとる。このように小学生でもできそうな対応ができないということでした。

R君は、大学卒業までずっと成績が良く、与えられた課題はきちんとこなし、規則もきちんと守れていたので、先生からは特に問題があるとみなされていなかったようです。ただ、R君は家族や友人についても「父がおっしゃられていました」「B君にお願いしていただきました」など、変な敬語を使うことが特徴的でした。敬語を使うことで、争いごとを避けようとする独特のキャラクターとして通せたのかもしれません。しかし家族は、これでは社会人として通用しないと考え、大学卒業後は父親の仕事を手伝うことに

なりました。

読者の皆さんには、R君がASDの特徴のある人だと推測できるでしょう。R君が自分で生活上の困りごとを正しく伝えられないこと、そしてR君へのアドバイスも正しく理解できないことから、外来には必ず家族が同伴していました。両親にはASDの特徴があることを告げ、次のようにアドバイスしました。

①あいまいな指示は避ける
②対人交渉を伴う仕事を避ける
③頭ごなしに叱らない

R君には、軽い精神安定剤を処方することとし、しばらく外来に通院してもらうことになりました。

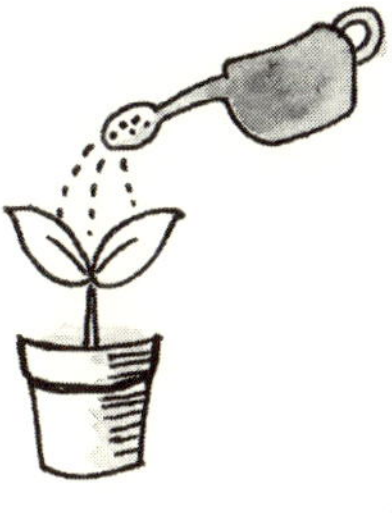

第5章

発達障害と学校

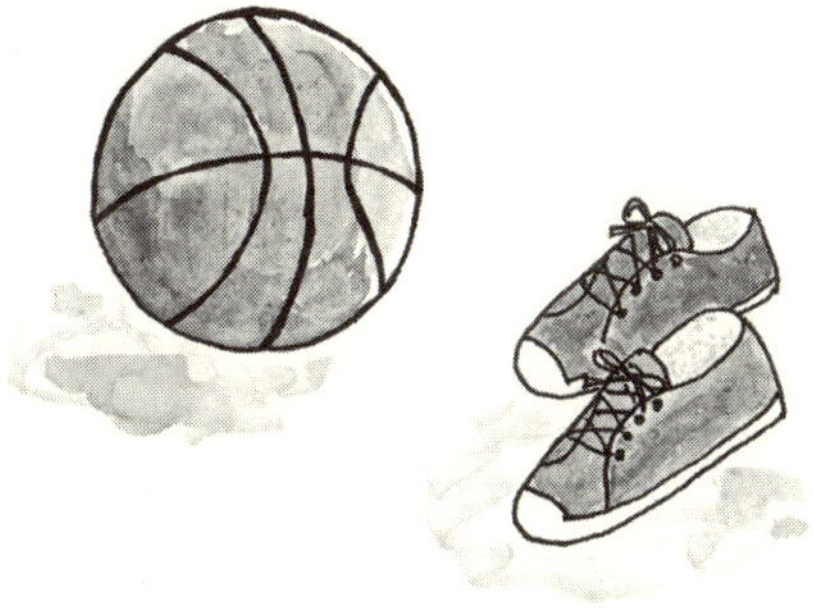

session 5

1　子どもにとっての長期的に24時間安心できる環境づくり

◆「切れ目のない支援」を視野に入れた対応を！

この数年、学校や幼稚園の先生を対象にした、発達障害に関する講演依頼を受けることが増えてきました。講演終了後、質疑応答とは別に、参加者から個別の質問をされることもあります。そういう場合、学校や幼稚園での対応が難しいケースがほとんどです。

質問を受ける時に、気になることがあります。学校や幼稚園の先生が現場でうまく対応できずに困っているのに、家庭ではそのようなことは見られないケースがあることです。そのほかに、家族と学校の関係が良好なのかどうかがその場の相談ではわからないことです。時には、学校の先生からどのような薬が適切なのかという踏み込んだ質問もあります。薬物治療は本人（子どもの場合は家族）への「説明と同意」が必要となります。

発達障害の子どもの支援を考える時には、「切れ目のない支援」を視野に入れて考えることが重要です。現在のあらゆる生活シーンについて24時間を通した支援というだけでなく、幼児期から青年期、成人期にわたって長期的に、そして包括的にとらえた支援が必要である

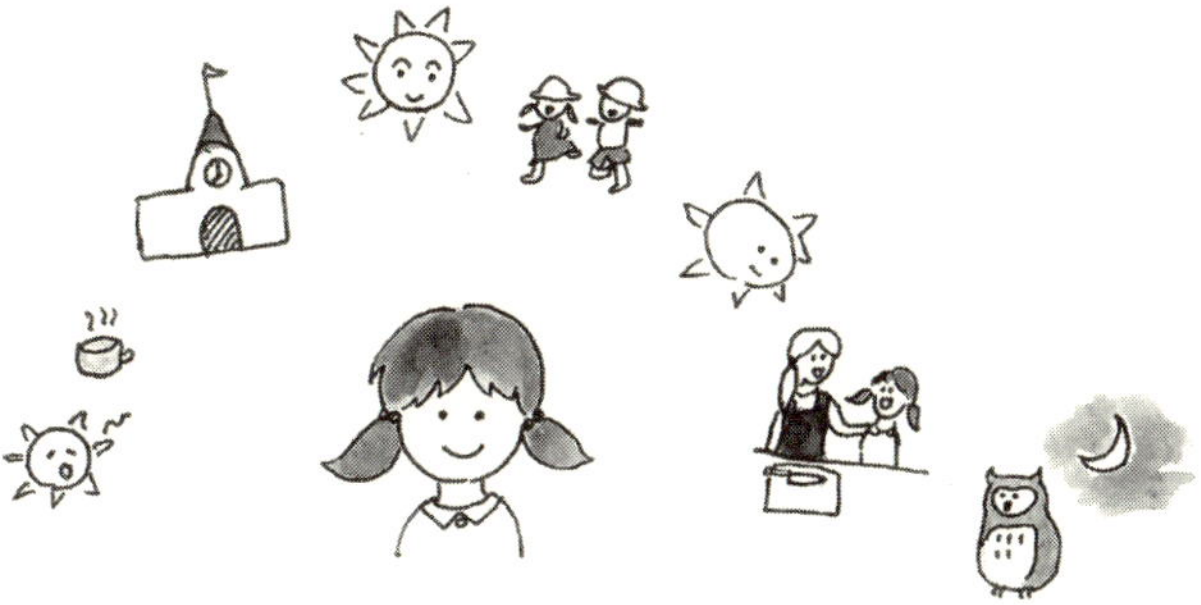

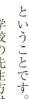

ということです。

学校の先生方は、目の前で自身の責任が及ぶ範囲についてのことは十分に理解できます。しかし、当事者や家族には、学校以外に家庭でも地域でも、さらには将来にわたって、安心・安全かつ充実した生活を送れるようにするためにはどうしたらよいか、心配なことがさまざまにあります。

家族の方と、実際に当事者の支援をする先生方にお願いしたいのは、お互いに希望を分かち合いながら現状の理解を共有していただきたいということです。まず家族の方には、幼稚園や学校の生活環境がどこまで支援の望める状態であるか確認いただくことが大切です。また、受け入れる側の先生方には、当事者である子どもが発達障害の診断を受けているのであれば、家族がどの程度の「合理的配慮」を希望しているか、意見を聞くことが必要です。設備面や人員配置などについて、この点は要望を受け入れることはできるけれども、この点は学校や園として無理な状態である（負担が大きい）と率直に伝えることが大切です。当事者である子どもの24時間の支援は、家族と受け入れ側のコミュニケーションの成立からスタートします。

一方、発達障害の診断を受けていない子どもの場合は、家族に子どもの状況をどのように伝えるのかが重要です。几帳面な先生の場合は、子どもの問題行動をはしから並べあげたり、時には本から診断基準の文言を用いて家族に説明をしたりすることもあるようです。

先生が困って、学校での対応の仕方を細かく決めようとするあまり、家族が必要以上に追い詰められてしまうことがあります。またその逆に、一人の先生が誰にも相談できず悩むようなことを避けるには、どうしたらよいでしょうか。私は次のことをすすめています。

○複数の先生やスクールカウンセラー、養護教諭とも相談して行動観察を行う
（その子のとる行動の背景にあることを観察する）
○相性の悪い子どうしの接触を避けさせる
○できるだけ教師に近い席にする
○何か調節できることはないかを観察しながら検討する

発達障害のお子さんの支援を考えるうえで重要なのは、学校、家庭、その他子どもが生活するすべての場、全体を通して〈包括的に〉支援することです。家族としては、学校での多動、衝動性などへの対処がよくなればひと安心となりますが、子ども自身が日々努力していることを忘れてはいけません。学校でのがまんの反動で、家庭ではストレスを発散するような行動をとることもあるのです。目先の対応にとらわれずに、長い目で見ていただきたいものです。

2　就学以降の連携と情報共有の大切さ

◈「小1プロブレム」を起こさないために！

乳幼児期の療育は、主に母子保健の分野で地域の保健センターや医療機関と連携して行われています。一方、幼稚園や小学校以降の現場では学校保健*として扱われます。ところが、この母子保健と学校保健との連携が十分にとられていないのが現状です。個人情報の保護の問題もあり、母子保健で把握している家族歴*や生育歴*などを保育園にすべて伝えるシステムにはなっていません。

＊学校保健……学校において、児童生徒等の健康の保持増進を図ること、集団教育としての学校教育活動に必要な健康や安全への配慮を行うこと、自己や他者の健康の保持増進を図ることができるような能力を育成することなど学校における保健管理と保健教育（文科省ＨＰ「学校保健の推進」より）

＊家族歴………血縁者が過去にかかったことがある、または現在かかっている病気の情報

＊生育歴………妊娠中をふくめ生まれる時から、現在に至るまでの発達の経過

保育園・幼稚園の入園から小学校入学以降の子どもの状況について、園と学校の関係者が一緒に話し合い、情報を共有することは、子どもの成長を支えるうえで重要なことです。幼児教育から小学校教育への円滑な接続を目指して相互理解を深めていくことを「保幼小連携」と言います。ところが、この保幼小連携も現状では十分と言えません。保育園・幼稚園の先生の持っている情報が小学校に伝わっておらず、保護者が同じことをくり返し説明し、配慮をお願いしなければならないことも少なくないのです。

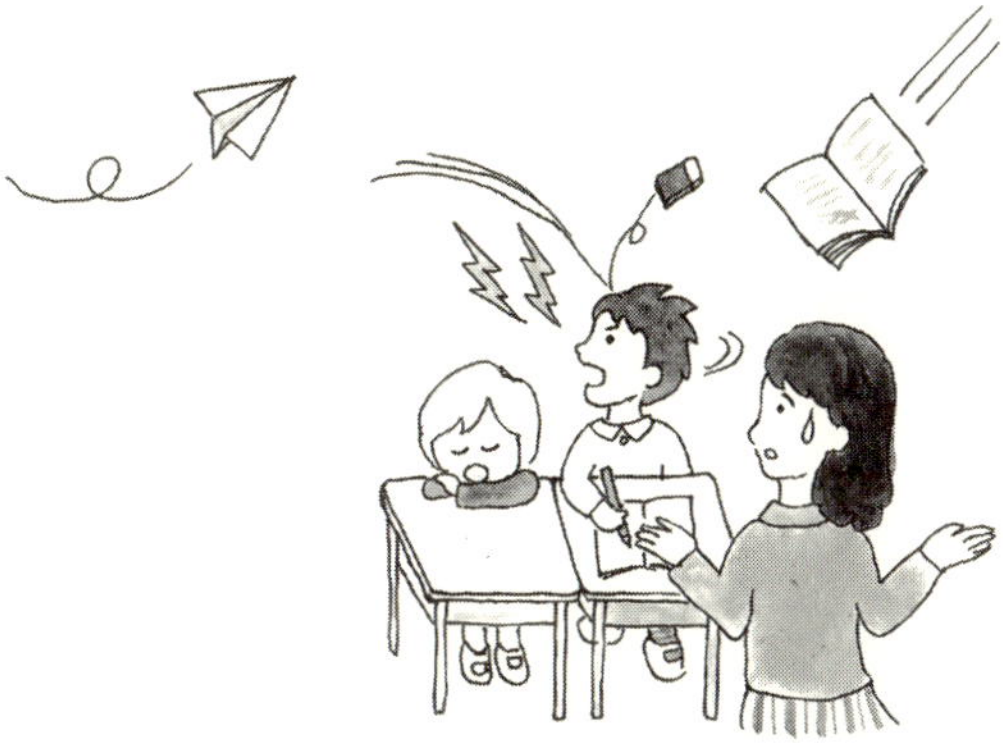

「小1プロブレム」という言葉をご存知でしょうか？
小学校に入学したばかりの1年生が、集団生活になじめない、授業中にじっとしていない、先生の話を聞かないなど、学校生活になじめない状態が続くことを言います。このような子どもは、家庭のしつけが十分でないことや、自分の感情を調節する力が身についていないことなどがその要因と考えられていました。さらに、最近では、その要因として「発達障害」のある子どもが注目されるようになりました。
小学校の関係者は、学校で落ち着かない様子の子どもがいると、家庭の状況など学校外での様子を十分に確認することなく発達障害ではないかと考えてしまうようになりました。
けれども、幼稚園の時はさほど問題がなかった子どもが小学校入学後に落ち着かなくなったとしても、それをそのまま発達障害と考えるのは早計です。家庭では落ち着いているのに、小学校に入学したら学校で急に落ち着かなくなる。学校から帰れば落ち着くという具合に、一か所でのみ見られる特徴である場合は、発達障害とは考えにくいからです。子どもがスムーズに新しい環境に移れるように、家族、保育園、幼稚園、小学校の関係者が連携をとりながら、その要因を検討して、できる範囲で環境を調節することは重要です。

3　教育虐待、教育ネグレクト

◈発達障害の子どもの支援には忘れてはならない概念です

ここで、「虐待」や「ネグレクト」という言葉が出てきてびっくりされたかもしれません。児童虐待、動物虐待、障害者虐待などの言葉がありますが、「教育虐待・教育ネグレクト」というのは何だろう？と思われることでしょう。確かに児童虐待防止法の定義にはありませんが、この「虐待」「ネグレクト」という行為をどのようにとらえるかということは、大人と子ども、多数派と少数派、指導者と指導を受ける者など、〈強い立場と弱い立場の人との関係〉が、適切なものかどうかを判断するうえで、極めて重要なことになります。

虐待……………大人の意思にかかわらず「子どもに有害なことをすること」

ネグレクト……何もしないこと、すなわち「子どもに必要なものを提供しないこと」

そして、この節でお話したいのは、教育や療育という名のもと、子どもに有害なことをする、必要なことをしないのは、虐待、ネグレクトにあたるということではないか、ということです。親や指導者がたとえ本人が意図していなくとも「子どもに有害なことをする」「子どもに必要なものを提供しない」ことがあり、それを「教育」という言葉を使って正当化しているということもありうるのではないでしょうか？

「療育」について考えてみましょう。

発達障害かどうかまだわからない状態で、子どもや親に療育施設に通わせることは、不必要なことを強いることであり、場合によっては虐待とさえ言えます。同時に、自由に遊ぶべき子どもに必要なことをさせていない、すなわちネグレクトということになります。その意味で、「療育」が適切になされていることになりません。

一方、発達障害と診断されている子どもに対しても、「有害なことをしている」、あるいは「必要なことが提供されていない」ことは少なくありません。一般に、発達障害の子どもは自由に自分の思うとおり遊びたいと思っているものです。たとえ家族や教師が「よかれ」と思ってやっていることであっても、マニュアル通りに対処訓練をすることは、子どもに興味のないことを強いることになりかねないのです。

教育の分野では「指導」という言葉がよく用いられます。これは指導を行う立場の者が「教え導くこと」を示す言葉です。一方、日本の法律では「発達障害者支援法」が定められています。この「支援法」という用語に示されるように、発達障害のある人に対しては「助けること、手を差しのべる」ことが法律で定められており、当事者の立場からすれば、「支援を受ける」ことが保証されているということになります。国の定めで行われる取り組みとして、指導する人のせっかくの行為が「おしきせの支援」とならないこと、「虐待」となってしまわないことが大切だと思います。

4　通常学級と支援学級の二択でよいのでしょうか？

◈本人が希望するところに在籍し、教育を受けられることが理想です

現在の日本では、何らかのハンディキャップのある子どもたちが通うことのできる学校・学級には、一般の子どもたちが通う「通常学級（普通学級）」の他に、専門の資格を持っている教師による指導が受けられる次のものがあります。

○特別支援学校……幼稚園、小・中・高等学校に準じた教育を受けつつ、障害による困難を克服し自立を図るために必要な知識技能も学ぶことができる学校
○特別支援学級（特別支援クラス・特学）……通常の学校の中に設置されたクラス
○通級…………週に何時間か設けられた通級による指導の時間だけ通級指導教室に移動して、それぞれの課題に合わせた支援・指導が受けられるクラス
○適応指導教室（教育支援センター）……長期欠席をしている小中学生が、通っている学校とは別に、市町村の公的な施設に用意された部屋で、学校に復帰できる

よう学習援助を受ける教室

「特別支援学校」は、学校そのものが通常学校と別に設置されていますが、「特別支援学級」は、通常学校と同じ敷地内で別の学級として設置されています。特別支援学校の場合、肢体不自由、視聴覚障害、知的障害などさまざまな障害のある子どもたちを対象としていますが、発達障害の子どもは、知的障害など他の障害との合併症がなければ、特別支援学級に在籍するか、通常クラスに在籍し必要に応じて通級を利用することが一般的です。

「通級」による指導は、発達障害の子どもを念頭に置いたもので、「適応指導教室」は、通常クラスで不適応状態になってしまった不登校の子どもを対象としています。通級と適応指導教室のいずれも通常学級に在籍して通うクラスです。

そうすると、発達障害の子どもは、大きく分けて通常学級か支援学級(学校)のどちらかに学籍を置くことになります。特別支援学校か特別支援学級に在籍する、あるいは、通常学級に在籍して必要に応じて通級や適応指導教室に通うかのどちらかを選択することになります。

通級による指導は、週当たりの指導時間が限られていますので、そこでの授業や教師の対応がよくても、残りの多くの時間は通常学級で授業を受けることになります。たとえば、ずっと通級で指導を受けたいと希望しても、それはできません。

一方、「適応指導教室」は、学籍のあるクラスに復帰することを目標としています。ここには、実際は発達障害と診断されていないものの、その特性を持ち、不登校になってしまっている子どもが多く通っています。発達障害の子どもの中には、通常学級で嫌な思いをしたことが原因で不登校になっていることもあり、もとのクラスへ戻ることを目標とするのは好ましくないこともあります。

5　特別支援教育は個別の支援計画が求められます

◈マニュアルに当てはめるような支援は子どもの混乱を助長しかねません

ここで特別支援教育について、簡単に触れておきましょう。文部科学省のホームページの言葉を引用します。

特別支援教育とは、障害のある幼児児童生徒の自立や社会参加に向けた主体的な取組を支援するという視点に立ち、幼児児童生徒一人一人の教育的ニーズを把握し、その持てる力を高め、生活や学習上の困難を改善又は克服するため、適切な指導及び必要な支援を行うものです。平成一九年四月から、「特別支援教育」が学校教育法に位置づけられ、すべての学校において、障害のある幼児児童生徒の支援をさらに充実していくこととなりました。

（文部科学省ＨＰ「特別支援教育について」アクセス日二〇一七年七月二七日
http://www.mext.go.jp/a_menu/shotou/tokubetu/main.htm）

発達障害のある子どもの立場から考えてみましょう。前にも書きましたが、発達障害はスペクトラム（連続体）ですので、多様性があります。ＡＳＤ、ＡＤＨＤ、ＬＤなど同じ診断名であったとしても、家族背景や生育歴、性格、それに関連して、学習や対人関係の問題がどのような形で出現するかは、一人ひとりでまったく異なります。そのため、文科省も「一人一人の教育的ニーズを把握」とうたっています。

けれども、学校側の対応や、担任の先生や責任者の生の声からは、発達障害の子どもをすべてひっくるめて、グループ化して、まとめて配慮することで精一杯と感じられることがあります。よくても、ＡＳＤ、ＡＤＨＤなど診断別にグループに分けて、マニュアル化した画一的な対応をしている現状もあるのではないでしょうか。たとえば、クラスにＡＤＨＤの子どもを10名集めて、担任と副担任の先生二人で授業を担当する。それでも10名の個別の状況に対応することは難しいと言えます。さらに一般の子どもと一緒の通常学級では、子どもたち一人ひとりのニーズに応えることはさらに難しくなるので、支援学級や通級の利用をすすめられることもしばしばあります。

特別支援教育の理念は「通常学級において、個別のニーズに応じた教育を受けることが望ましい」というものです。しかし、実際は通常の学級では対応が難しいという現状もあります。さらに公立の学校では居住する「学区」の制約を受けますので、仮に、通学の便のよい隣接自治体の学校や、発達障害児教育の実績のある学校を希望しても、そこに通うことができないこともあります。選択肢が増えるような対応を期待するものです。

6　特別支援教育に関する法令の整備と変更について

◈各種発達障害の支援に活用できる新しい法令があります

教育機関で特別支援教育を推進するために、国はいろいろな法令の整備を進めていますが、現実には、現場にまだ十分にその意図が行きわたっていないように感じます。また法令をどのように当てはめていくのかは、個々のケースで具体的に考える必要があります。ここでは、どのような変更が行われているか、法令の紹介をしながら簡単にお話しします。

●「認定就学制度」の創設――就学に関する手続きの変更

これまで、障害のある子どもは原則「特別支援教育に就学する」とされていました。平成一四（二〇〇二）年の学校教育法施行令改正により「認定就学制度」が創設され、専門家の意見聴取をしたうえで市町村の教育委員会が就学先を決定できるようになりました。また、平成一九（二〇〇七）年には、専門家だけでなく、障害のある子どもの日常生活を知る保護者からの意見聴取が義務付けられました。

こうした改正により、障害の状態、当事者本人の教育的ニーズ、当事者本人と保護者の意見、専門家の意見、学校や地域の状況等を踏まえた総合的な観点から、障害のある子どもの就学先について、十分に話し合いながら決めることができるようになりました。

＊ 文部科学省ＨＰ「特別支援教育について」３「就学に関する手続について」http://www.mext.go.jp/a_menu/shotou/tokubetu/003.htm)

●「障害者差別解消法」と「合理的配慮」の重要性

平成二八（二〇一六）年四月に、「障害を理由とする差別の解消の推進に関する法律」いわゆる「障害者差別解消法」が施行されました。この法律は「障害のある人に『合理的配慮』を行うことなどを通じて『共生社会』を実現することを目指して＊」作られたものです。その一環として、「障害のある子どもが十分に教育を受けられるための合理的配慮及びその基礎となる環境整備＊」をすることが定められました。

これにより、障害のある子どもが、他の子どもと平等に、生まれながらに持っている「教育を受ける権利」を行使できるようにするために、学校側が必要かつ適当な変更・調整を行うことを規定したことになります。

障害のある子どもが学校教育を受ける時に、その子の状況に応じて、それぞれ必要としているものを整備するようにということですが、一律の基準はありません。国や地方公共団体、法律で定める法人といった学校の設置者、および学校の体制と財政を勘案しながら、個別に判断すべきものとされています。

「合理的配慮の提供」とは具体的にどのようなものなのか、どこまでが過度の負担にならないかについては、個々の事例を蓄積しながら、進められることになります。

＊ 内閣府「合理的配慮を知っていますか？」ポスター裏面「「共生社会」の実現のために」http://www8.cao.go.jp/shougai/suishin/pdf/gouriteki_hairyo/print.pdf
＊ 文部科学省ＨＰ「障害のある子どもが十分に教育を受けられるための合理的配慮及びその基礎となる環境整備」http://www.mext.go.jp/b_menu/shingi/chukyo/chukyo3/siryo/attach/1325887.htm

●高等学校における通級による指導の制度化

中学校で通級による指導を受けている生徒数が年々増加しています。平成二八（二〇一六）年三月三一日の文部科学省の報告によれば、平成五（一九九三）年は二九六人だったのが、平成二六（二〇一四）年には八三八六人と、約28倍になっています。* こうした現状から、小中学校において実施されている通級による指導が、高等学校でも実施されることになりました。平成三〇（二〇一八）年四月から実施が開始されています。これは障害のある子どもが、ほぼ全員高等学校に進学する現状をふまえた対応と言えるでしょう。

＊　文部科学省ＨＰ「高等学校における通級による指導の制度化及び充実方策について」
http://www.mext.go.jp/b_menu/houdou/28/03/1369191.htm

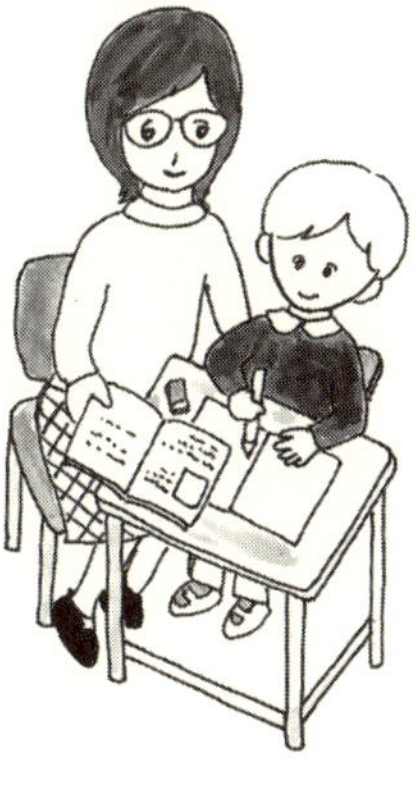

第6章

高校・大学、そして就職へ

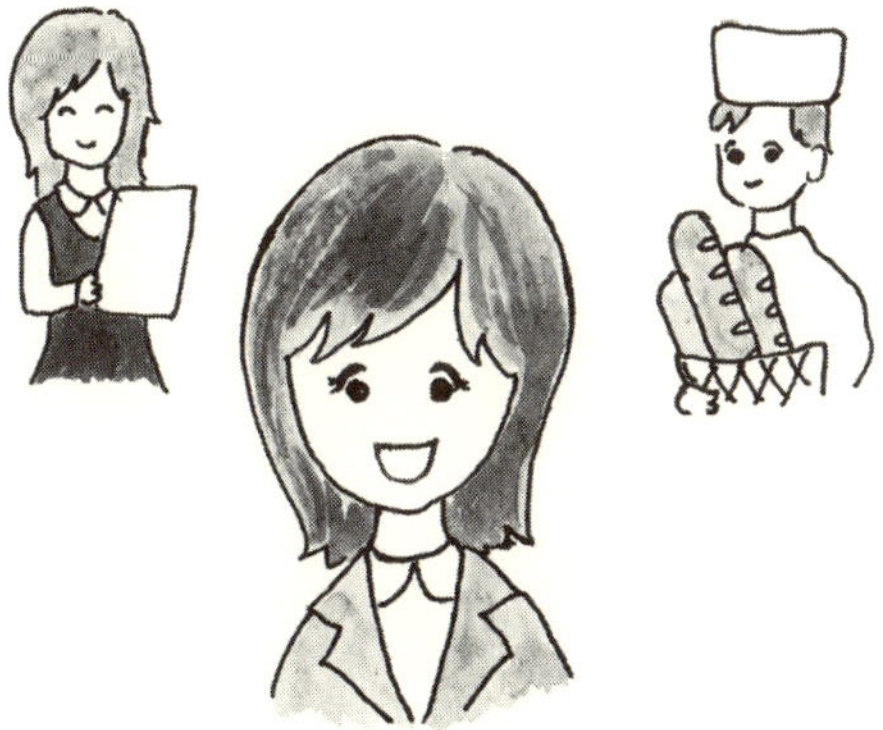

session 6

◆事例S
苦手をどう克服するか練習をしているS君

S君は17歳の男子。小学校入学時に就学時相談でASD（自閉スペクトラム症）と診断されています。知的には年齢相当の水準であるものの、こだわりが強く、また聴覚や視覚などの感覚が敏感なので、安心して過ごせる環境が限られてしまうため、小学3年生の時に通常クラスから特別支援学級に在籍するようになりました。いろいろな状況や、物に恐怖を感じてパニックになることがあり、かかりつけの小児科の先生から中学生の時に紹介されてきました。中学と高校は特別支援学校に在籍しています。

S君が苦手なのは、高い所、嵐や地震、子どもの泣き声や警告ランプ、クラクションなどの予期せぬ大きな音や光、注射などで血液をみること、犬や昆虫などの生き物でした。

！この症状がASD特有の症状なのか、合併してみられる「限局性恐怖症」（特別な対象や状況に対して周囲から見ると驚くほど恐怖感を抱く症状）なのかということですが、S君は、これらの症状を克服しないと、社会生活に支障を来すという状態でした。ＡＳＤによる症状としては、苦手なものを回避することへのこだわりに表われています。そこで、両者の併存と考えて、対応策を提案しました。

まずは、突然の子どもの泣き声がうるさくてパニックになるということに対して、「子どもは泣くもの」という大原則を説明しました。そこから〈小児科には子どもがいる〉↓〈子どもは泣くものである〉↓〈小児科では子どもの泣き声はがまんする〉という決まりごとを提案し、Ｓ君は受け入れることができました。

ＡＳＤの人の思考回路は、コンピューターの二進法の組み合わせのようです。「イエス」「ノー」をくり返して、結論を導き出します。そのプロセスを無視して、たとえば「ここでは我慢しなさい」と頭ごなしに指示すると、それをかたくなに拒むことがあります。診断基準では「変化に対する抵抗」があるとしてチェックされてしまいますが、ＡＳＤ当事者からみれば、そのつもりはまったくないのです。

その後は、ファミリーレストランや遊園地など、それぞれの状況に応じて決まりごとを作り、S君が適用できる範囲を広げていきました。それでも、時折、街中で突然子どもの泣き声が聞こえると、嫌がって走り出すような状況がまだ見られました。注射や、車の出庫ランプやブザーについては、なるべく避けてきました。しかし、高校生になったS君がこの先仕事につくことを考えると、苦手とする環境を常に避けることは困難になります。たとえば、職場では健康診断や予防接種が義務となっているところがありま す。自宅と職場間の決まった順路以外を使わねばならないこともあれば、子どもの泣き声や、救急車のランプやサイレンに遭遇することは避けようがありません。

「学校卒業後、仕事がしたい」

「仕事に行く途中や仕事中に苦手なものに接することがある」

この二つを対比させると、S君は仕事ができないという結論を導き出しかねません。それは極力避けたいと思いました。実際は就労意欲も能力もあるのに、環境変化が少ないという理由で、仕事内容の簡単な作業所か*「生活介護*」の場しか通えないのはもったいないことです。そこで、仕事につく前に限局性恐怖を改善する方法として薬物治療を、具体的には、抗不安薬の服用をすすめてみました。

＊障害のある人が継続的な支援を受けながら利用できるサービス

就労継続支援A型……一般企業に就職するのは難しくても、生活面はかなり自立している人が、雇用契約を結んで就労訓練を受けられる事業所。原則として最低賃金が保障された形で働くことができる。

就労継続支援B型……簡単な内容の仕事を重視した作業所。雇用契約は結ばず、利用者が作業に応じて工賃を受け取る形態のため、比較的自由に働くことができる。

＊生活介護……仕事はできる範囲でやり、日中活動の支援を重視する事業所。仕事ができれば月数千円の手当を受け取ることができる。

S君もお母さんも、その方法を承諾しました。S君には突然遭遇するかもしれないことや、予定されている予防接種など、苦手なものを克服しやすくなる薬であることを説明しました。抗不安薬を内服後、S君は街中で子どもの泣き声を聞いた時にパニックを起こすことが少なくなり、また起こしたとしても大きなパニックに陥らなくなりました。

S君の薬の効果はプラセボ（偽薬）効果かもしれません。すなわち、薬自体が効いているというよりは、薬を飲んでいることで安心感が得られるというものです。この場合、偽薬（有効成分の入っていないもの）を処方しても、同じ効果が得られるのではないか？とも考えられます。

薬の副作用がないこと、効果が得られている可能性があることから、一般的な量に増量して、それを続けてみることを、S君に提案しました。S君は「薬は効いています。薬が怖がるのをやめろと言ってくれるのです」と薬の効果を実感しており、増量にも同意しました。注射だけは克服が難しかったので、就職が決まったら、もう一度相談してがんばってみるという目標をたてて努力しています。

S君が、子どもの泣き声に限らず、パニックを起こすことが少なくなったこと、多少の環境変化にも耐えられるようになったことは、内服薬とその量を調節した効果と考えています。ただし、すべてがS君のように、目に見えて改善するというわけではありません。少なくとも薬を「飲む、飲まない」「増やす、増やさない」についても、こちらの提案をS

君が自分の意思でどうするかを決めました。こうした選択を自分で決断できたことは、S君が社会で生きるための大きな一歩になったのではないかと思います。

1　高校進学について

◈全日制高校での通級利用もできるようになりました

文部科学省は発達障害など、困難のある中学3年生は全体の約2・9%で、そのうちの75・7%が高校に行くという調査結果を平成二一（二〇〇九）年に発表しました。一般の中学3年生の高校進学率約98%に比べて低くなっています。

高校で、発達障害など困難のある生徒の在籍者数の割合は、全日制で1・8%、定時制で14・1%、通信制で15・7%となっています。このことから、中学3年生までに発達障害があるとされた生徒は、定時制や通信制の学校を選択することが多いと考えられます。その理由として、支援学校高等部では、高校卒業資格が取れないことが関係しているようです。

一方で、全日制の高校では、発達障害のある生徒が、本人も周囲もそれとは知らずに在籍しているケースもあります。高校在籍中に発達障害があることがわかった場合には、高校でも障害に応じた特別な指導をすることが制度化され、通級を利用できるようになりました。具体的には「高等学校における通級による指導の導入に向けた今後のロードマップ」（平成二七－三二年度）が発表されています（http://www.mext.go.jp/b_menu/houdou/28/03/__icsFiles/afieldfile/2016/03/31/1369191_01_1_1.pdf）。

2　高校卒業後の進路

◆特別支援学校に在籍している場合

S君のように、特別支援学校に在籍している場合は、少人数のクラスでの学習となります。卒業後の進路については、多くは就労継続支援A型を目標にして、在籍中から卒業後の就労先の候補を実習先に選んで、実際に一定期間行くことになります。これは単に生徒が業務内容に慣れることだけではなく、職場の管理者が生徒への理解を深める機会になりますし、S君のような通勤環境の問題や、長期間同じところに勤務するにあたって、事前に相談したり、解決・解消しておいた方がよい問題を確認できるという点で、大切なステップです。

ところが、支援学校の先生の中には、もう少しがんばれば、より就労条件のいいところに行けるからと、多少無理をさせてしまう印象もあります。しかし、本人にとっては高校卒業後「ずっとがんばること」は、かなりの負担になります。長く続けられることなのか、本人により強い負担がかかることがないように気をつけていただくことは重要です。

3　偏差値で学校を選ぶことの問題

◈その人に合った「よい大学」を選びましょう

後で述べますT君の事例のように、大学や専門学校への進学を希望する人もいます。高校の進路指導の先生や家族の方によっては、偏差値から考えられる範囲で、最も有名な大学、就職に有利、校風が自由などの条件を優先して考えることも多いでしょう。

けれども、発達障害の人は、環境変化に対応するのが苦手です。通学、大勢の人とのコミュニケーション、授業の選択と複雑な登録手続き、科目ごとの教室移動、学科や学年の異なる学生が参加する授業など、大学生活をスムーズに送るのは、想像以上に大変なことです。そこで、できるだけ目的を絞って進学先を決めることが大切になります。たとえば、何か資格を取りたいのであれば、通学に便利で、資格取得に特化したカリキュラムのある進学先を選ぶ方がよいと私は考えています。

4　大学生活について

◆事例T

優先順位がつけられないADHDの大学生T君

T君は22歳で大学4年生。高校生の時に、近くの心療内科で注意欠陥多動性障害（ADHD）と診断を受けていたものの、詳しい説明もなく薬を出されるだけで、薬を飲んでも変化がないことから、受診を中断していました。大学入学後は、大学の学生相談室へADHDであることを伝えて相談に行っていました。継続的に医師の診察を受けていないことと、4年生になって授業以外にやることが増えて、混乱が強くなってきたことから、学生相談室から医療機関に行くようにすすめられ、以前受診していたクリニックから紹介状を書いてもらい、私のところへ来ました。

初診の時に、T君は、礼儀正しく落ち着いた様子で診察室に入ってきました。ところが、いったん話を始めると止まらなくなり、途中で制止しないと自分の話したいことをいつまでも話してしまうほど多弁でした。日常生活の問題としては、整理ができず、自宅の机の上は本やノートだけでなく、電子機器や雑貨であふれており、カバンの中にもその時に必要と思うものをめいっぱい詰め込んでしまうということでした。そのため、常に落ち着きなくカバンの中をかき回している状態が見て取れました。また、本人には先のことを考えずに行動しているようだという自覚はあるのですが、よく考えていなかったということは失敗した後に気づくということでした。

！T君は、診察室での様子からもADHDの症状があることが確認できました。高校の時に内服治療を中断しても、成績がよく周囲の配慮もあって、大学に進学できたのは幸いなことでした。

T君は、卒業研究もふくめ卒業までの授業単位もきちんと取り、就職活動やアルバイトに加えて、発達障害支援団体のボランティアにも参加していました。予定の調整ができずに、ダブルブッキングしてしまうこともしばしばで、アルバイト先やボランティアのメンバーなどから呼ばれると、大学の授業やレポートの提出期限があっても、自分がやりたいと思ったことを優先させてしまい、結果的に学業がおろそかになる状態でした。

家族からはものすごく怒られるのですが、また仲間から連絡があると、大学に向かっていたつもりが、気がつくとボランティアに合流していたこともよくありました。

！ADHDの人の特徴として、「優先順位をつけられない、約束を守れない」ことがあります。T君の場合もその典型です。特に、優先順位の高いことと、やりたいことが一致していないため、やりたいことを優先してしまうというのが目立ちました。

1回目の診察では、T君は、質問を最後まで聞かずに途中で話し始めたり、話題を変えたりすることがしばしばありました。30分の診察時間では足らず、あまり日を置かずに2回目の診察予約を入れてもらいました。T君自身は、後先考えずに行動してしまうことについて、何か変わったことをしているとか、悪いことをしている実感はなく、後になって失敗したと気がつくことが多いと話してくれました。気づいた時はみじめで情けなく、自分の言動に強くいら立ちを覚えて落ち込んだりするけれども、結局は同じことをくり返してしまうということでした。そう話しながらも、診察室の中で着信メールを確認することもあり、診察中に無断でスマートフォンを見ないよう注意すると反抗的な態度を示すなど、第5章で触れた「反抗挑戦性障害」への進展と思えるような言動もありました。

! T君には、内服薬による治療を併用したほうがよいと私は考えました。ADHDの症状だけでなく、抑うつや反抗的攻撃的な行動もあったことと、最初に処方されたADHDの

薬には満足していないことから、別の薬を2種類服用することをすすめ、薬の説明も丁寧に行いました。

T君には物事の優先順位をつけて行動できるように、次のように助言しました。

①健康第一として定期的な受診のほか、睡眠や食事などの日常生活を確保すること
②大学の授業に出席し、単位をとって卒業すること

さらに順位をつけるとしたら、

③就職活動
④現在のアルバイト
⑤それ以外の活動（ボランティア）

となりますが、まずは①と②が守れるかどうかを確認しました。

内服治療開始後、T君の多弁と多動は改善し、話を最後まで聞くことができるようになりました。また、やりたいことをすぐに行動に移すことも減ってきました。しかし、回数こそ減ってはいるものの、何度もそのような衝動が起こると、再び予定外の約束をして余計な活動を入れてしまいました。結果的に優先順位が逆転してしまい、必ず守る

べき①と②を優先することさえ守れないこともありました。

T君は、今まで電子媒体としてタブレット端末を持ち歩いていました。メールで連絡をもらうと、予定を確認せずにすぐ応答してしまうため、電子媒体の使用を制限し、予定の管理はノートを使うことをとり決め、次の3点を説明しました。

①ノートに優先すべき予定と、診察室の中で話をして私と決めた守るべき次の2点をメモして折に触れて見直すこと

②タブレットに仲間の呼びかけメールが来てもすぐ返事しないで、ノートの予定と約束ごとを確認すること

③ノートは、机やカバンの中などで一番目立ち、手にとりやすい場所に保管すること

! 健康第一や、学業優先というような注意事項は、大学生ではなく小学生に行うレベルのことと思われるかもしれません。けれども、ＡＤＨＤの人の特徴として、「不注意、多動・衝動性」という発達のアンバランスがあります。今までは、本人が勉強はできているので、家族を含めて大目に見てもらうことができたのかもしれません。しかし、大学を終え、就

職して社会生活を始めるにあたっては、ものごとに優先順位をつけて、それを守ることは、もっとも大切なことです。

T君は診察のたびに失敗したことを私に話していましたが、その回数が次第に減っていきました。そのため就職活動を行うことにしましたが、卒業の単位がわずかに不足している状態でした。そこで、無理にすべてを終わらせずに、次の年度で卒業の単位を確保することを条件にして、就職活動を積極的に行うことを提案しました。就職の目途がたったときには、アルバイトやボランティアも開始してもかまわないと説明しました。

幸い、次の年にはT君は就職先も決まりましたが、卒業後、就職先や社会にうまく適応できるのかどうか、二次的な合併症が出ないかどうかなどの不安もあり、継続して、長い目で診察を受けることを提案をしました。

大学に進学すると、授業に限らず余暇の活動も含めて、すべての行動を自分の判断で選び、実行していくことになります。発達障害の人は、大学生活の中でどのような困難に直面するのでしょうか。あらかじめ知っておくことで、準備ができます。発達障害当事者の体験をまとめてみましょう。

○時間割・授業の選択　短期間に学生要覧とシラバス（講義概要）を確認し、期間内に履修登録をすることが困難です。最近のシラバスは、電子化されてより詳細になりつつあります。自閉スペクトラム症（ASD）の人は細部にこだわってしまう、ADHDの人はどれを優先すべきか混乱するという傾向にあります。

○受講　クラス単位ではなくなるため、時間割を自分で作って、時間ごとに指定された教室へ移動し、座席を選び、講義を受けること、一つひとつが負担になります。ASDの人は、急な休講や教室変更の際には混乱し、授業に集中できないこともあります。

○ネット利用　大学の公式ウェブサイト（HP）にアクセスするアカウント（利用のための権利）を与えられて、インターネットで学生が自分で受講登録をしたり、リポート提出をするようになりました。また、ネットで休講情報や就職セミナー開催などの情報を得て自身の行動を管理することも求められています。ゼミやクラブ・サークル活動をふくめ、学生間ではLINE（ライン）で瞬時に情報を伝えるようになりました。そのように交わされる情報の量は膨大で、どれを優先すべきか判断するのも容易ではありません。ＡＳＤの人はＬＩＮＥで知る最新情報とネット上の情報の違いに混乱することがあります。教職員や同級生が困るくらい何度も確認してしまい、相手を怒らせてしまうなどトラブルになることもあります。ＡＤＨＤの人は、Ｔ君のように膨大な情報や友人のメールに振り回されて、自分で行動の管理がしきれなくなることもあります。

○**成績評価**　ＡＳＤの人は、評価方法や試験の時間割を何度も確かめる一方で、同級生から情報を得るなど人とコミュニケーションを自ら取ることが苦手です。そのことで、大事な変更を知らずに、課題提出などが正しくできず評価を下げてしまうことがあります。学習障害（ＬＤ）の人は、試験の時などは特に、読んだり、書いたりすることに時間がかかってしまい、時間内にすべてを回答するのは難しいといえます。

○**グループ活動**　大学では、ゼミをはじめ、ペアワーク、グループディスカッション、グループ発表など、期限内に複数の学生で分担したり、大人数の前でプレゼンテーションしたりしなければならない機会が増えます。発達障害の人はこれらが苦手です。知らない学生といきなりグループを組んだりするような、高度の対人スキルが求められる活動は、ＡＳＤの学生にとっては困難なことです。

○**人間関係**　対人交流も、ゼミ、選択授業、サークル活動、アルバイト、ボランティアなど多彩になります。ＡＳＤやＬＤの人は、多くの人とその場に応じた交流を持つことに負担を感じやすく、ＡＤＨＤの人は、Ｔ君のように優先順位をつけるのが苦手で、安請け合いをしたあげくにダブルブッキングなどで、約束を守れないなどが目立つこともあります。

○一人暮らし　自宅から離れた大学を選び、一人暮らしを始めると、起床、食事、体調、金銭など、健康や生活の管理を自分ですることになります。発達障害の人は、環境の変化に困惑することが多く、選択できるのであれば、私は自宅から通学可能な進学先をすすめるようにしています。Ｔ君も遠距離通学が負担になることから、一人暮らしを希望しました。時間や金銭の生活管理、定時に薬を飲むなどの自己管理が自分ひとりでは難しいことから、自宅から通うことを助言しました。アルバイトやサークル活動は通学時間を含めた大学の学習の妨げにならない程度にするよう念を押しました。

●大学へ発達障害のことを伝える窓口

大学では、学校の規模も大きくなり、学生に「自己責任」が求められます。発達障害のある学生が、どのように配慮してほしいのか、何をしてほしいのかをきちんと大学に伝えることは重要です。第3章で触れましたように、障害のある学生への「合理的配慮」の取り組みが大学にも求められ、支援の窓口を開設するなどの取り組みも始まっています。

教務課、学生相談センター（学生相談所）、保健管理センターなど、大学によって窓口が異なるので、まずは教務課に問い合わせてみて下さい。

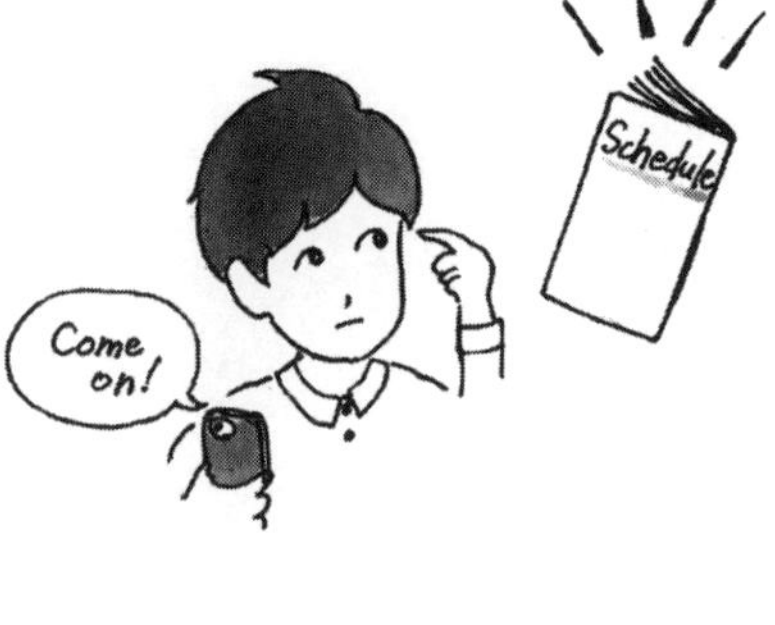

5　就職活動や就労について気をつけたいこと

◆無理せず長く働くためのポイント

◆事例U

うつ病の症状も合併して就職活動、就労に苦慮したASDのあるU君

U君は23歳の男性です。大学は卒業したものの就職先が決まらず、障害者福祉サービスを利用し就労訓練を行っています。

小学6年生の時、感情のコントロールができないということで、学校からの紹介で小児科を受診しました。そこでは、知能は正常で言葉の理解はよいものの、こだわりが強くコミュニケーションが成立しにくいということから、自閉スペクトラム症（ASD）と診断されました。小児科の先生から専門医への紹介ということで、私の外来を受診しました。

! 家族によると、U君のASDの様子は、診断される以前から認められたということです。しかし、幼稚園や小学校低学年のうちは家庭生活や学校生活に適応できていたので問題なく過ごせました。ところが、小学6年生になって不適応状態が目立ってきたのだそうです。発達障害のある子どもにとって最大の問題点は、生活をしていく中で不適応状態があることです。「生活のしづらさ」がなければ、U君のように小学校高学年まで発達障害と診断されていなくとも、診断として遅すぎることはないと考えます。

学校には診断名を告げて、U君への配慮を求めました。学校や周囲の理解を得られたことで、通学もそのまま継続できるようになりました。外来では、時々、生活面での相談を受けた時に簡単な助言をするだけで、内服薬を使用することもありませんでした。大学進学については、大規模な学校でないこと、カリキュラムがシンプルで授業選択の幅が少なく、教員の面倒見がよいこと、通学に時間のかからないところなど、よく考えて選ぶようにしました。

! 一般の受験生であれば、自分の偏差値の範囲の有名大学、就職に有利、自由が謳歌でき

ることなどを優先すると思います。しかし、ＡＳＤの人には、高校生活と環境の変化があまりにも大きいとパニックを起こしやすくなるので、できるだけ負担の少ない進学先の方がよいと考えました。

大学入学後、Ｕ君と、大学には慣れたのに友だちができていないことについて相談しました。サークル活動やアルバイト、さらに就職の話題になると、Ｕ君は周囲の話の内容についていけないと感じたようです。Ｕ君には、診断書を大学の教務課へ提出してＡＳＤであることを伝え、適宜、学生相談所の職員やカウンセラーへ相談しに行くことと、友だちとは勉強のことを中心に話をするようにして、無理に同じ話題に加わったり、誘いに応じたりしなくてもよいと助言しました。

！Ｕ君は友だちが欲しいと望んでいました。しかし同級生の会話や生活の仕方にすべて合わせることは難しいので、Ｕ君ができる範囲で交流するようにすすめました。

Ｕ君は、大学１～２年生までは、与えられた課題をこなして単位の取得ができました。

しかし、3年生になり、自分でテーマを決めてレポート作成と発表をするゼミ形式の授業が増え、困難を感じるようになりました。3年生になると学生たちは就職活動を始めますが、U君は同級生と情報交換することができずに、学校内での就職セミナーや手続きについても、ゼミ担当の先生に逐一確認していました。4年生になり、卒業までの単位は取得するめどがたったものの、就職活動が進まない焦りを感じて落ち込むことが増えてきました。ゼミの先生はU君のことを大学から聞いていたので、卒業後の進路については、ほかの学生のような就職ではなく、社会的な支援を求めるように医師と相談することもすすめてくれました。

! 卒業することと就職すること、この二つを同時並行することは、どの学生にとっても負担ですが、特にASDのU君にとっては大変なことです。U君には、就職にあたっては、社会的な支援を受けることを私からもすすめました。具体的には、自立支援医療制度を利用することで、継続的な診察および就労支援を受けやすくなることを説明し、精神障害者保健福祉手帳の取得をすすめました。

U君は4年間で大学を卒業し、就職については卒業後、自宅近くの発達障害者支援センター*へ相談することになりました。まずは相談の日時を電話で予約することが必要ですが、U君は電話で初対面の人に用件を伝えることが苦手です。これはASDの人の特性であるため、無理をせず、お母さんに予約をしてもらいました。

支援センターでは、職業能力を評価するため複数の適性検査を受け、その結果をもとに適性のあると考えられる数種類の職種を紹介されて、それに関連する作業を支援センターで行うことになりました。

ところが、U君は数回通ったところで、心身の疲労感が強く作業が手につかない状態になってしまいました。支援センターの担当スタッフに主治医と相談するようにすすめられ受診したU君は、それまでと異なり、精神的にも身体的にも不安定であり、うつ病の状態が見られました。抗うつ薬を処方し、しばらく自宅で安静にするよう助言しましたところ、4週間で体調は回復していきました。

! U君にとっては、支援センターでの就労訓練は大学の授業と異なり、選択の幅が広いうえ、日々の課題や先の見通しがわからないことで、不安が強くなりました。数種類の作業

を体験しながら適性をさがし、仕事に結びつけることはU君に大きな負担となってしまったのです。ストレスを契機にうつ病を発症することがあり、そうならないよう支援センターのスタッフが心を配っていたので、早期にその兆候に気づいたようです。早目の受診・相談をすすめてくれました。

元来まじめなU君は、支援センターに復帰する前に知人の紹介でアルバイトを始めたいと希望しました。しかしアルバイト先でU君の特性を理解して、働けるよう配慮してもらうのは容易ではないこと、支援センターとの両立は難しいことを伝えました。そして、働く場所を支援センター一か所にし、仕事の種類もひとつずつ期間を区切って、就労訓練と支援をお願いすることにしました。

U君へのセンターの支援期間は2年間です。それまでに就労が決まり、安定して仕事を続けられる状態になるかどうかという心配もありましたので、障害者トライアル雇用事業期間*で、継続雇用に移行するまでの期間は、定期的に外来を受診するということにしました。

＊発達障害支援センター……保健、医療、福祉、教育、労働などの関係機関と連携し、地域における総合的な支援ネットワークを築きながら、発達障害のある人とその家族からのさまざまな相談に応じ、指導と助言を行う専門機関（詳しくは、国立障害者リハビリテーションセンターHP「発達障害情報・支援センター」参照。URL http://www.rehab.go.jp/ddis/）。

＊障害者トライアル雇用事業期間……障害のある人の適性や能力を見極め、求職者と事業主の相互理解を深めることで、継続雇用への移行のきっかけとする期間。原則として3か月。

U君の場合は、卒業と就職活動を同時に行うことが困難でした。支援センターの訓練にあたっては、「臨機応変に対処すること」「採用先の企業が求めるような働き手となること」など、次々に今まで経験したことのない状況に対応することを求められ、困惑して心身の不調を来してしまいました。

発達障害のある人が就職を希望する際、当事者や支援者が気をつけなければならない点をあげましょう。

◆失敗体験のフォロー——失敗体験からはじめて自分の障害を知ることもある

大学までは、それなりに優秀な成績を収めていた人が、就職活動で失敗をくり返し、大きな挫折体験を持つことは少なくありません。それまで特別に意識していなかったり、診察や支援を受けることを躊躇《ちゅうちょ》していた人が、就職先が決まらないことをきっかけに、医療機関等を受診することもあります。そこではじめて自分にある障害特性を認め、支援受け入れにつながることもあります。支援する方には、挫折体験からの回復も併せてサポートすることにも配慮していただきたいと願うものです。

◆就職先の選択について——健康・生活管理がしやすい職場かどうか

就職先を選ぶときに重要なポイントは、次の2点です。

①不規則な勤務がないか

②業務内容について産業医や会社の上司（管理者）に相談できる体制が整っているか

たとえば、異動が多い会社の場合、体力的な面だけではなく職場環境の変化に適応することが難しくなります。また、臨機応変さが求められる電話対応や接客、外回りの営業のような、発達障害のある人にとって苦手な業務を免除してもらえるかどうかということも重要です。その点で、業務内容は単純でも精確さが要求される作業や、根気のいるデータ収集や解析など、発達障害のある人の適性に合った業種を選ぶことも大切です。

◆一般の適性検査は発達障害の人には不利

就職試験の初期段階では、筆記試験と性格適性検査（ＳＰＩなど）を受けることになりますが、前者は一般常識や志望動機を問うものであり、後者は企業が望む人物像に近いかどうかを見るものです。しかし、こうした就職試験は受験者に発達障害があるかどうか配慮して実施されるものではありません。たとえば、ＳＰＩでは、30分で約300問の質問に回答することが求められます。このように短時間のうちに、膨大な量の一般常識問題や、自身の性格をどう思っているかを問われるのは、発達障害のある人にはたいへん不利なものと言えるでしょう。

◆面接が苦手

発達障害の人は一般に面接が苦手です。また特に、選抜試験となる企業の就職試験では、終盤になると何人かの受験者をグループで面接することもあります。そうした場面で、ＡＳ

Dの人は、面接官から予想外の質問をされた時、その真意を理解するのに苦労し、混乱します。さらに、すべての質問に完璧に答えようと考えるあまり、「迅速に、簡潔に答える」ことができません。ADHDの人は要領を得ず冗長に話してしまう特性があります。

いずれにせよ本番では、それまで練習した面接のノウハウが生かしにくく、面接官から見ると、答えに窮している、あるいは的確に質問に答えられないといった、不利な評価につながってしまうことが多くあります。

◆企業での障害者雇用促進について

障害者雇用に関する法律「障害者雇用促進法」が改正され、その中のひとつとして、二〇一八年四月から「精神障害者の雇用義務化」が始まりました。すなわち、これまでの身体障害と知的障害に加えて、発達障害を含む精神障害のある人がその対象者となりました。

発達障害のある人でも仕事内容や職場環境がその人に合っていれば、特性を活かして能力を発揮することができます。雇用する側が、障害者の話に耳を傾け、障害者の立場に立つ視点を持つことができれば、多様化する現代社会において、住民から信頼され、かつ変化に強い会社として発展できると思います。

◆生活習慣や健康管理が大切

学校と異なり、就職先が一般企業となると、「特別な配慮」をしてもらえる範囲が変わってきます。体調不良での休みや遅刻をくり返すようであれば、仕事を続けることが難しくなります。

発達障害の人の就労が長く続かない要因としては、職場の対人関係や就労スキル不足よりは、健康上の問題や、遅刻・欠勤など就業規則が守れないことが大きいとされています。

一人の社会人として、家族の協力のもと、生活習慣や健康の管理を本人がする必要があります。そして、高校卒業までに、生活習慣や身体・精神的な健康の管理をきちんとできるようにしておくことは、たいへん重要なことです。

第7章

切れ目のない支援のために

session 7

1　医療用「カルテ」の教育現場への導入について

◆「個別カルテ（仮称）」の目指すものとは

私たち医師は診療する際に、患者さんから聞き取った体の様子や診察の結果をカルテに記載します。カルテとは英語のcardを意味するドイツ語で、明治時代に日本はドイツから医療を学んだので、「カルテ」という言葉が使われるようになりました。日本語では「診療録」と呼ばれていますが、現在でもなお、「カルテ」という言葉は日本で広く普及しています。

医療の現場は、患者さんの個別のニーズに応えることから、すべてがスタートします。そのため、何人かの患者さんをまとめて対応するのではなく、一人ひとり時間を設けて順番に診察していきます。ところが、ある治療法が、一人の患者さんにとってよい治療法であっても、別の患者さんにはまったく効果がないこともあります。そこで医療の現場では、個人個人に施した治療法の情報をカルテで蓄積し、より多くの人に適用できるようにする方法を模索してきました。そのため同じ病気の人には、対応の集大成といえる「ガイドライン」が作成されています。

一方、現在の教育現場では、さまざまな理由から集団の中で同じように行動できない子どもに、どのようにして対応していくのかが求められるようになりました。知的、あるいは身体的なハンディキャップだけでなく、発達障害などにより、集団の中で「特別な配慮」を必要とする子どもが多数いることがわかってきたことから、その子ども一人ひとりのニーズに応じた「個別化」を模索することになりました。医療と逆のパターンになります。

医師が個別に作成している診療録（カルテ）をモデルとして、文部科学省が、今後の取り組みとして「個別カルテ（仮称）」の作成を提言*したのは、個別のニーズに応える必要性をうたったものだと言えましょう。その趣旨は、「障害のある子どもを小学校から高校まで一貫して支援し、進学や就労につなげるため、進学先にも引き継げるようにする」ことです。おもに通常学級に通う発達障害の子どもを対象としていると考えられますが、二〇二〇年度以降に導入できるよう準備が進められています。

医療の分野では、現場に出る人たちには、大学教育や実習の段階から、常に患者さん一人ひとりを「個別」にみることの大切さを理解し、対応できるよう教育が徹底されています。ところが、教育の分野においては、大学の教職課程のカリキュラムでは、「個別」に子どもを見ることを意識した授業はほとんど実施されていませんし、短い教育実習期間では、一人ひとりの子どもに対応できるように経験を深めることは困難です。つまり現実には、実際の現場に赴任した後で、経験を積んでいくことになります。このように、個別指導そのものに不慣れな教育の現場で作成した「カルテ」を活用できるようになるには、しばらく時間が必要と言えそうです。

＊教育再生実行会議「全ての子供たちの能力を伸ばし可能性を開花させる教育へ（第九次提言）」（平成二八年五月二〇日）

2　特別支援教育に求められる連携

◈「個別カルテ（仮称）」を運用するためにはまだまだ課題があります

「個別カルテ（仮称）」を作成するにあたり、いくつか懸念することがあります。そのひとつが「個人情報の保護」です。ＩＴ技術の進展とともに、デジタルデータの外部流出が大きな社会問題となってきています。社会全体で、個人情報の保護にもっと敏感になる必要があります。「個別カルテ」に記載される内容は、まちがいなく詳細な個人の情報ですので、こうした個人情報の保護と、文部科学省がめざす情報の共有をどのように両立させていくのかは重要な課題です。

個人情報保護法では、個人情報を提供できるケースとして「児童の健全な育成の推進のために特に必要がある場合」などと定めています。「個別カルテ（仮称）」も、児童の健全な育成推進を目的としていることは間違いありません。ただし、「特に必要がある場合」の解釈と、カルテを保管する学校側の倫理意識を高める必要があると言えるでしょう。

しかし、それ以上に現実的な問題は、カルテの作成と、それをどのように活用していくかということです。

医師の場合は、医学部在籍中からその教育を受けています。私はカルテの記載法について、「SOAP」を用いるよう指導されてきました。一回一回の診察で、患者さんの話す主観（S＝subject）、医師や他者からみた客観（O＝object）、そしてその評価（A＝assessment）をふまえて、どのように対応するのか（P＝plan）を作成し実行します。次の診察も同様です。

カルテを用いて診察するのは、そこに起こっている問題を次の機関に引き継ぐことが目的ではなく、あくまで、その場で解決を試みることが原則です。

ところが、学校の現場の先生方には、こうしたカルテの記載や活用法の訓練を受ける機会が整っていません。カルテには、出来事の記録や問題点を列挙するだけで、記録した事柄の課題を読み解いて解決することについては、対処を保護者やスクールカウンセラー、医療関係者に任せきりになってしまうことも多いでしょう。仕事が多岐にわたって忙しい先生方のことを考えると、やむをえないのかもしれません。

もう一点重要なことは、医療機関では「本人の性格や考え方」「家族関係」「学校関係」「身体症状」など複合的な視点で診察しカルテを記載します。一方、学校では、学校の中で生じたこと以外の家族の問題については、保護者や当事者本人が家族関係の詳細まで語らない（語れない）ことが多いため、先生方がそれを聞き取ることも容易ではありません。

「個別カルテ（仮称）」を導入する文科省の方針は、支援の一歩前進と言えます。しかし支援とは、学校など教育機関の中だけで完結するものではありません。学校と、障害のある子どもが利用する医療機関や地域の福祉機関と、より連携を密にしてカルテを用いて情報を共有することを忘れてはならないのです。

3　身体、生活管理を重視したうえでの学習・進路・就労指導を

◆一人の社会人として生きるために

幼児期の事例でも述べましたが、きちんとした生活習慣や健康を維持することは、小学校へ入っての学習、続く中学高校、さらには大学への進学、やがて就職して一人の社会人として自立した生活を営むうえでの基本となります。

発達障害のある人の場合、とくに注意しなければならないポイントがあります。ここでまとめてお話しましょう。

●勉強ができる環境を提供することの大切さ

学校は、子どもたちが勉強する場であると同時に、日中の生活をする場所です。健康であり規則正しい生活をすることは極めて重要なことです。健康とは「病気でない」というだけではなく「精神的な状態が良好」で、家庭だけでなく学校や地域で人との交流もできている状態のことを言います。

ところが国の方針では、学校では学習指導を行うことに重点が置かれ、健康のことは医療機関で、生活のことは家庭でという具合に、もっぱら問題の解決が分けて考えられてきていました。けれども、体の調子が悪かったり、寝不足であったり、朝ごはんを食べていなかったりという状態であれば、せっかくの学習も身につきません。特に、発達障害のある子どもは、健康管理や生活習慣を身に着けることが苦手です。学校の勉強は理解できても、健康や生活習慣の面でつまずくこともしばしばあります。

●なぜ長く仕事が続けられないか

私が医療機関で診察している発達障害の青年の中には、大学を卒業しても、就職できていない人がたくさんいます。あるいは、就職しても長続きしない人が多くいます。それぞれの事情はありますが、大学を卒業できるレベルの学力はあるものの、一般的な社会人としての基本的な生活習慣や、健康管理が身についていないことがその原因です。

これまでの特別支援教育では、健康や生活習慣のことは脇に置いて、卒業や就職に必要なスキルを身につけることが優先されてきました。その結果、学校を卒業して就職しても、朝決まった時間に一人では起きられない、夜ゲームに熱中しすぎて体の調子を悪くしてしまう

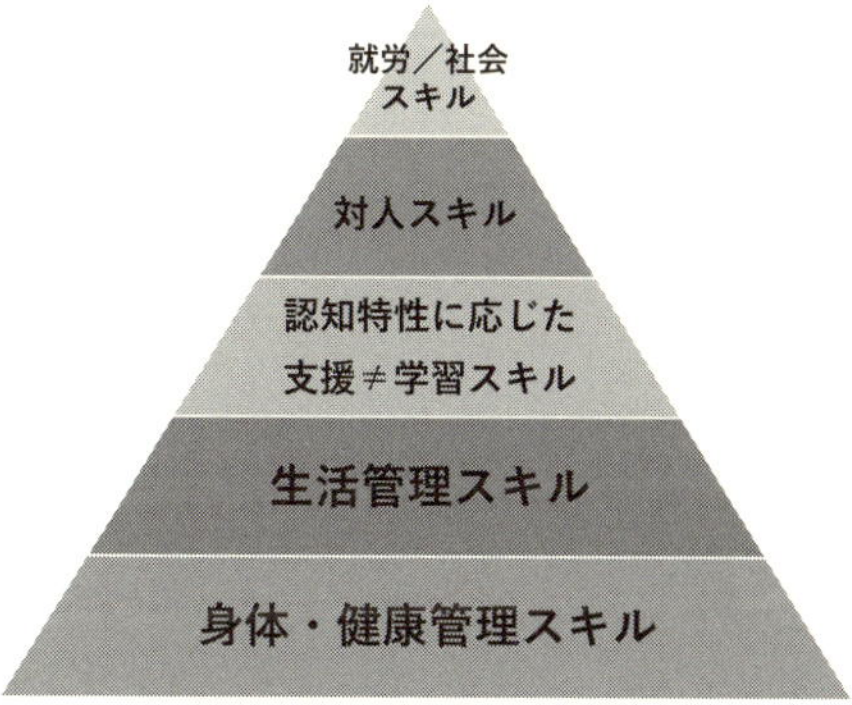

発達障害者支援の階層ピラミッド

など、健康管理や生活習慣がきちんとできていない人が少なくないのです。

　夜ふかしによる寝不足や、過度なインターネット依存は、一般の若い人にもよくあることかもしれません。発達障害の人は、もともと睡眠のリズムが乱れやすいという特性があります。ＡＤＨＤの人は興味のあるものに過度に集中することがしばしば見られます。さらに、ＡＳＤの人は、集中していることを中断することに激しく抵抗することもあります。空腹や排せつなど身体が発する訴えにも気づかないまま、ゲームやネットにのめりこみ、気づいたときには精魂尽き果ててボロボロになっていることもあります。

　発達障害者支援の階層ピラミッドを図で示しました。学校では、学習スキルとその上の対人関係や、就労スキルを身につけることが重要視されてきました。しかし、健康や生活の管理という生活の土台がきちんとできていなければ、卒業後の生活を、就職そして自立へつなげるのは難しいことを確認していただきたいと思います。

私は、発達障害のある人に大切なのは「一に健康、二に生活（習慣の管理）」といつも伝えています。そして家族や支援者の方には、健康的な生活を妨げているもの、たとえば偏食や不眠、インターネットやゲームなどへの過度な集中など、個人個人に起こっている不適切な状況が何であるかを把握して、それぞれに応じた具体的な対処方法を見つけることが大切と伝えています。生活の土台作りをしっかりサポートすることこそが支援の始まりなのです。

4　「治す」ことよりも、まずは「正しく理解する」ことを

◆ともに安心・安全に暮らすために

診察室では、家族やその他の支援者の人から、「発達障害は治るのですか?」という質問を受けることがあります。この質問は、発達障害のない方が一般的にもつ疑問と言えるかも

しれません。けれども私は、この問いそのものに大きな違和感を持っています。「治す」「治る」ということは、診察を受けに来る方が抱く自然な期待であることは私もよくわかりますが、この考え方の背景には、大多数の人と同じになることを求めていることであると、気づいていただけるでしょうか。これは、障害のある人に、「障害のない人と合わせる」ことを求める、たいへん酷なことなのです。

このことについては、『発達障害とはなにか――誤解をとく』（朝日選書、二〇一六年）でも述べましたが、私が医療の現場で出会う発達障害の人は、診断基準に記載されているような症状のある方です。すなわち、個性とみなすにはその範囲を超えるくらいの特性をもっているため、社会で生活をともにしていくためには、何らかの支援を必要としている方々なのです。

もちろん、家族や周囲の人たちが「この人はこういうところのある人だから」と、個性として受けとめて診療室へ相談に来ることも、発達障害と診断されることもなく生活している人もたくさんおられます。それでも、周囲の方々にとっては「何度言ってもわかってもらえないのはなぜ?」「個性と思っていても、理解に苦しむことがある」と感じることもあるのではないでしょうか。

そのようなとき、「発達障害のある人は、脳の機能、インプット、アウトプットが根本的に違う」ことを思い出していただきたいのです。生活するのに困難な状況ではない人は個性ととらえることもできるでしょう。しかしいずれの場合もそれぞれに、ほんの少し工夫すればお互いに安心・安全に過ごすことのできる方法があることを忘れないでください。

これは、大きな社会的枠組みでの支援、すなわち「社会が可能な範囲で配慮を行う」ことにつながるものです。国や地方自治体、地域の医療、教育、福祉、司法などの支援機関は、積極的にサポートすることが求められています。配慮がなければ、いつまでも発達障害のある人は困難を抱えた状態で生活を続けることになり、場合によっては、それが原因で、さらに困難を深めるような身体症状を併発するという、悪循環も起こってしまうのです。残念ながら、診療室から見ている私には、いまだそのような現状があるように感じます。

社会全体が障害についての正しい理解を深め、私たち一人ひとりが障害のある人に対して、どのような配慮が必要なのか、どこまで支援することができるのかを考えることが大切です。今後、発達障害に対する理解が進み、合理的配慮が行きわたることによって、社会が発達障害のある人の特性を、真にその人の「個性」として受け入れ、みなで共に安心・安全に生きることができるように願っています。

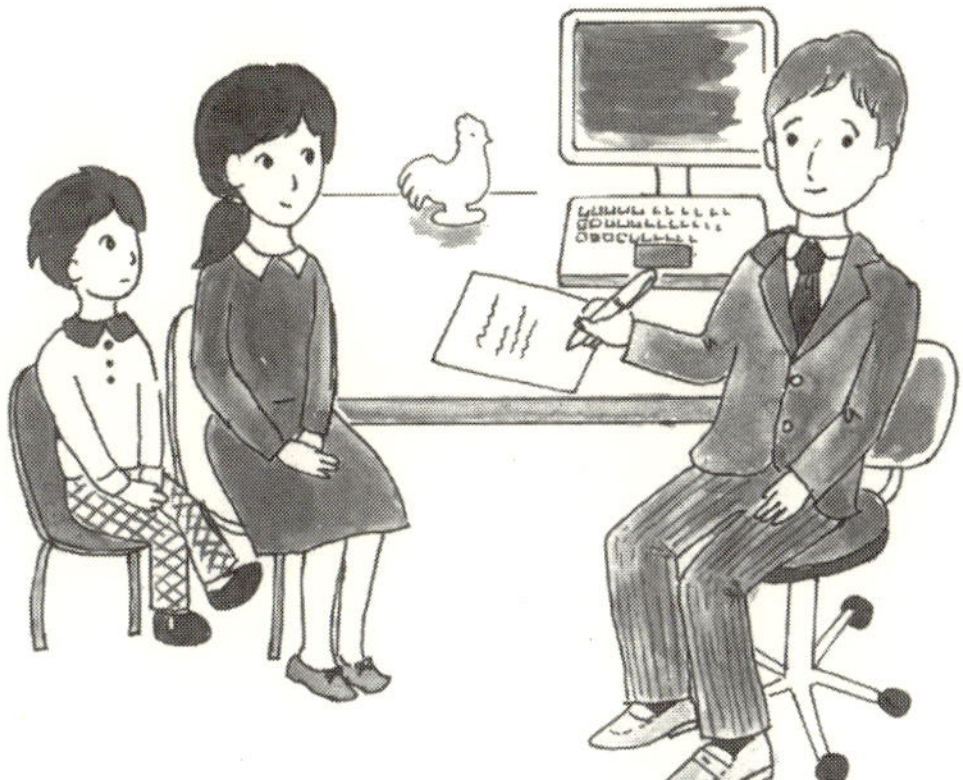

ことよりは、困っていることの聞き取りを私ができるよう、ご自分たちの言葉で話をしていただくことを重視しています。ただし、延々と話をする人も多いので、要点を聴き取れるように話を止めて、質問することもあります。再診の場合は、通常は30分枠に最大3名の予約が入るようになっていますが、2回目の診察であったり、診察に時間をかける必要がある場合は、同じ時間に他の予約が入らないようにするなど、予め診察の時間を確保するようにしています。

セカンドオピニオンや遠方から来られる方も同様です。診察は1回で完結するのではなく、できれば2～3回行い、見立てについて説明をすることが望ましいと私は考えています。そして、継続的な受診が困難な方や、特別な支援を必要とせず経過を観察する方については、地元の医療機関に再度お願いするようにしています。私の場合は、1回の診察で終わるのは、お子さんの行動に過剰な心配をしているだけの方へのアドバイスなどであり、大部分の人は、継続で身近で受けられる機関への紹介も含めて経過観察を行うというスタンスです。

そのため、診察卒業は、こちらからは提案しません。患者さんによっては、予約をしていても受診されずそのままになる人もいます。密に診察が必要でなく予約も少し先でかまわない場合、後から連絡をいただくことにして、その場で予約をとらないケースもあります。そのような人は結果的に、診察卒業となることが多いと言えるでしょう。けれども、なかには数年ぶりに受診される方もいます。発達障害者支援法による「切れ目ない支援」とは、医療機関においても診察の窓口を閉じないことと私は考えています。

✣コラム

医療機関の診察の実際と私の診察スタイル

医療機関によっては、患者さんが発達障害の診察の予約をとりたくても、半年以上先まで予約がいっぱいで、受付を一時中止しているというところもあるようです。確かに、診察を希望する方々の増加と、診療する医療機関の受け入れ態勢のアンバランスの問題は無視できないものがあり、多くの患者さんのニーズにはほとんど応えられていないというのが実情です。多くの場合、初診予約は専門医療機関であっても１日に１名～数名程度です。

診察の手順として、主に臨床心理士が担当して行うインテーク（初対面の人に対して、相談内容とその背景の詳細な聞き取り）と、必要に応じて心理検査などを受けてから、医師による診察へと進みます。医師の診察も１時間程度におよぶこともあります。その後、医師の指示により、心理検査、画像検査、血液検査を行うこともあります。そうなると受診する側も、当日は半日、あるいは１日診察に時間を要することもあります。

確かにこのことは正確に診断するには必要なプロセスですが、仕事を抱えた方にとって大きな負担となるものです。私は、初診の診療時間の目安は長くて 30 分（たくさん質問のある患者さんのときには、オーバーすることもありますが）、そこで聴き取りが十分でない場合や、診察が終わらない時は、再診として２回目以降の予約をとっていただくようにしています。

１回目の診察は、より正確な診断をつけることが目的ではなく、本人やご家族にとってどれが最も悩んでいることかを把握することに努めます。つまり、診断に必要な項目をこちらから質問し、患者さんや家族の方が受け身になってそれに答えていただく

参考文献

（二〇一〇年以降刊行・発表されたものに限定して紹介します）

◈古荘純一の著作・論文

古荘純一『発達障害とはなにか――誤解をとく』（朝日選書948）朝日新聞出版、二〇一六年

古荘純一『軽度発達障害と思春期――理解と対応のハンドブック』明石書店、二〇一六年（改訂四刷、初版二〇一〇年）

古荘純一・磯崎祐介『教育虐待・ネグレクト――日本の教育システムと親が抱える問題』光文社新書、二〇一五年

古荘純一編著・磯崎祐介著『神経発達症（発達障害）と思春期・青年期――「受容と共感」から「傾聴と共有」へ』明石書店、二〇一四年

古荘純一編『発達障害医学の進歩――思春期から青年期における支援　日常から非日常まで』（発達障害医学の進歩25）日本発達障害学会、診断と治療社、二〇一三年

古荘純一・磯崎祐介「ＡＳＤ当事者と臨床家からみた必要な支援とはなにか」、古荘純一編集『発達障害支援の今日的トピックス――薬物療法の潮流、現代を生きる生活への支援』（発達障害医学の進歩29）発達障害連盟、診断と治療社、二〇一七年

古荘純一「発達障害のある子どもへの理解は深まっているのか？」『発達障害白書（二〇一七年版）』明石書店、二〇一六年、四七頁

古荘純一「薬物治療」、古荘純一編『医療・心理・教育・保育にかかわる人たちのための　子どもの精神保健テキスト』診断と治療社、二〇一五年、一六四－一六八頁

古荘純一「発達障害とＱＯＬ」古荘純一ほか編『子どものＱＯＬ尺度　その理解と活用――心身の健康を評価する日本語版KINDL®』診断と治療社、二〇一四年、八八－九三頁

Furusho J., Isozaki Y., and Iwanami A. "Report on Two Cases about Adequate Medical Supports Using Japanese Version of Kid-KINDL® Questionnaire for Children with ADHD. The Showa University Society", *Showa University J Medical Science* 26, 2015, 237-243.

Furusho J., Isozaki Y., and Matsuzaki K. "A case of decreasing self-esteem score after administration of ORS-MPH in a 10-years-old boy with ADHD". *Journal of Psychological Abnormalities in Children,* 2014; 3: doi: 10.4172/2329-9525.1000116.

◆そのほか

American Psychiatric Association, Neurodevelopmental disorders. Diagnostic and Statistical Manual of Mental Disorders, 5th Edition; DsmSM-5,（Arlington: American Psychiatric Publishing, 2013）, 31-84.〔アメリカ精神医学会（DSM-5）〕

「神経発達症群／神経発達障害群」『ＤＳＭ－５　精神疾患の診断・統計マニュアル』日本精神神経学会監修、高橋三郎・大野裕監訳、染矢俊幸ほか訳、医学書院、二〇一四年、三一－八五頁

宮原資英『発達性協調運動障害――親と専門家のためのガイド』スペクトラム出版、二〇一七年

村田豊久『新訂　自閉症』（こころの科学叢書）日本評論社、二〇一六年
梅永雄二著・柘植雅義監修『発達障害のある人の就労支援』（ハンディシリーズ　発達障害支援・特別支援教育ナビ）金子書房、二〇一五年
坂爪一幸・湯汲英史『知的障害・発達障害のある人への合理的配慮――自立のためのコミュニケーション支援』かもがわ出版、二〇一五年
杉山登志郎『発達障害の薬物療法――ASD・ADHD・複雑性PTSDへの少量処方』岩崎学術出版社、二〇一五年
田澤雄作『メディアにむしばまれる子どもたち――小児科医からのメッセージ』教文館、二〇一五年
鷲見聡『発達障害の謎を解く』日本評論社、二〇一五年
テンプル・グランディン／リチャード・パネク『自閉症の脳を読み解く――どのように考え、感じているのか』中尾ゆかり訳、NHK出版、二〇一四年
田中哲『発達障害とその子「らしさ」――児童精神科医が出会った子どもたち』いのちのことば社、二〇一三年
菊池良和『エビデンスに基づいた吃音支援入門』学苑社、二〇一二年
メロピー・パブリデス『自閉症のある人のアニマルセラピー――生活を豊かにする動物たちのちから』古荘純一・横山章光監訳、赤井利奈・石坂奈々訳、明石書店、二〇一一年

◆中央省庁の主な関係サイト

厚生労働省「発達障害者支援法」平成十六（二〇〇四）年一二月一〇日法律第一六七号
http://law.e-gov.go.jp/htmldata/H16/H16HO167.html

同、平成二八（二〇一六）年改正
http://www.mhlw.go.jp/file/05-Shingikai-12601000-Seisakutoukatsukan-Sanjikanshitsu_Shakaihoshoutantou/0000128829.pdf

同、「障害者雇用促進法（平成二五年改正）について」
http://www.mhlw.go.jp/stf/seisakunitsuite/bunya/koyou_roudou/koyou/shougaishakoyou/shougaisha_h25/index.html

文部科学省「特別支援教育の推進について（通知）」平成一九（二〇〇七）年
http://www.mext.go.jp/b_menu/hakusho/nc/07050101.htm

内閣府「障害を理由とする差別の解消の推進」
http://www8.cao.go.jp/shougai/suishin/sabekai.html

外務省「障害者の権利に関する条約」二〇一四年批准
http://www.mofa.go.jp/mofaj/gaiko/page22_000599.html

あとがき

人権の基本的な理念は「すべての人間は、生まれながらにして自由であり、かつ、尊厳と権利とについて平等である」ということです。発達障害の人に限らず、障害のある人に特段の配慮をすることなしに最初から平等を目指すのは、障害への理解どころか「差別」につながりかねません。

「はじめに」でも触れましたが、発達障害の人がどのような体験をしているのかは本人でなければわかりません。発達障害のある人の体験を理解するために、多くの書籍が出版されています。しかしながら、非当事者の作ったチェックリスト形式で診断ができるようなものに、私は違和感というよりも強い危機感を持つようになりました。

発達障害における当事者と非当事者の関係は、少数派と多数派の関係と言えます。これまで、当事者は少数派として、多数派である非当事者に合わせることを求められてきました。学校生活や社会生活の中で自ら、もしくは支援者の力を借りて、さまざまなことを体験的に学習し、多数派の人に適応できるようになる訓練を受けてきました。そして、多数派である非当事者の言動を、その人なりに理論づけて――たとえば、「事実と異なる発言＋笑顔＝冗談」「事実と異なる発言＋渋い顔＝皮肉」という具合に理解して、自分とは異なる体験をしている人々に対応するように努力をしてきました。けれども、さまざまな場面で応用が利かず困難に直面することに変わりはありません。このような状態は、言葉は悪いかもしれませんが、「共生」ではなく、今なお「矯正」社会にあると言えるのではないでしょうか。

現代を生きる私たちにとって大切なことは、少数派の人も暮らしやすい「共生社会」を目指すことです。これまで十分に社会参加する環境になかった人たちが、積極的に参加・貢献できる社会です。このことは国際的に目標として掲げられていますが、日本ではまだ不十分なように感じています。

多数派の人に合った生活は、多数派にとって都合のいい、便利なものであることは事実です。ただし、基準を誰に合わせるのか、合わせないかを選択するときに、当事者の意思も尊重できるようにすることが「共生社会」のスタートラインです。当事者の言動を無理に理解しようとしたり、当事者の望まない支援を押し付けたりすることがあってはいけません。どのようにすれば、発達障害の人が社会の中でフェア（公正）に生きていけるのか、みんなで共生していけるようになるのか。そのためには、どのような配慮をすればよいのか。発達障害の人を無理に自分の経験や知識で「理解」するのではなく、発達障害の人の話を「傾聴」し、その人が体験や置かれた状況についての情報を共有することが、支援のスタートだと私は考えています。読者のみなさんが本書からさまざまな対処法や支援の情報を得て、ともに生きるための希望を感じる、その一助となれば幸いです。

最後に、教文館出版部の倉澤智子さんには常に読者目線でいろいろ助言をいただきました。おかげで多くの方にわかりやすい本ができたと自負しております。イラストは「しろみどり」こと、妻の成子が描いてくれました。この場を借りてお礼の言葉といたします。

二〇一八年四月　キャンパスの新緑をながめながら

古荘　純一

《著者紹介》
古荘　純一（ふるしょう・じゅんいち）
小児科医、小児精神科医、医学博士。青山学院大学教育人間科学部教授。1984年昭和大学医学部卒業。昭和大学医学部小児科学教室講師、青山学院大学文学部教育学科助教授を経て、現在にいたる。日本小児精神神経学会常務理事、日本小児科学会学術委員、日本発達障害連盟理事、日本知的障害福祉協会専門員などを務めながら、医療臨床現場では神経発達に問題のある子ども、不適応を抱えた子どもの診察を行っている。青山学院大学では、教育、心理、保育などで子どもにかかわる職種を目指す学生への指導を行っている。

著書『不安に潰される子どもたち──何が追いつめるのか』（祥伝社新書、2006年）、『日本の子どもの自尊感情はなぜ低いのか──児童精神科医の現場報告』（光文社新書、2009年）、『神経発達症（発達障害）と思春期・青年期──「受容と共感」から「傾聴と共有」へ』（明石書店、2014年）、『子どもの精神保健テキスト』（診断と治療社、2015年）、『発達障害とはなにか──誤解をとく』（朝日選書、2016年）ほか、編集、監訳、共著多数。

発達障害サポート入門　──幼児から社会人まで

2018年5月30日　初版発行

著　者　古荘純一
発行者　渡部　満
発行所　株式会社　教文館
〒104-0061 東京都中央区銀座4-5-1
電話 03(3561)5549　FAX 03(3250)5107
URL　http://www.kyobunkwan.co.jp/publishing/

印刷所　モリモト印刷株式会社
配給元　日キ販　〒162-0814 東京都新宿区新小川町9-1
電話 03(3260)5670　FAX 03(3260)5637

ISBN　978-4-7642-6134-1　Printed in Japan